什麼是藍光

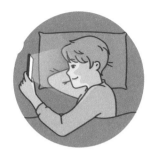

700nm	600nm	500nm	400nm

可見光

能量弱
色溫低

能量強
色溫高

藍光在我們生活中無所不在，像是在電視、電腦、手機、日光燈中，無形中對我們造成影響。可見光分為紅、橙、黃、綠、藍、靛和紫光；不可見光中，波長大於 700 奈米的稱為紅外線，波長小於 400 奈米的稱為紫外線。

紫外線通常可被角膜及水晶體阻擋，對視網膜的影響較少。波長介於 400 到 500 奈米的藍光，是可見光中波長短、能量強的光。藍光會通過角膜，經水晶體而到達視網膜，能量被水晶體及視網膜吸收後，經由氧化產生自由基。

若過度累積，造成細胞受損，進而導致白內障及黃斑部的傷害，視野可能會出現物體扭曲、變形或是對顏色感受異常。若未好好避免藍光傷害或及時治療，最終可能導致視力的永久受損。

阿姆斯勒方格表（AMSLER GRID）
自我檢查黃斑部病變

測試時兩眼交替做，睜一隻眼閉一隻眼

使用方式：

1. 把方格表放在眼前 30 公分之距離，光線要清晰及平均。

2. 若原本有視力矯正，請配戴原本的眼鏡進行測試。

3. 先用手蓋著左眼，右眼凝視方格表中心黑點。

4. 重複步驟 1～3 檢查左眼。

正常情況下，觀看方格為棋盤狀直線；如果出現畫面模糊、扭曲或黑點擴散等非直線狀態，請儘速前往眼科檢查。

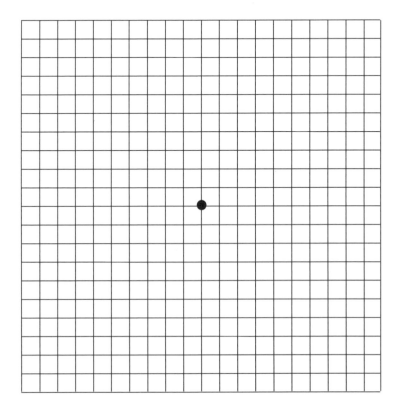

3C世代的孩子，也可以不近視！

國際眼科專家
教你如何為孩子儲備視力、改善用眼 NG 行為、
打造護眼好環境

高雄長庚紀念醫院
近視防治中心主任

吳佩昌

醫師——著

學生近視有三大特徵：年齡小、人數多、度數深。此種現象將引發白內障、青光眼、黃斑部病變、視網膜剝離等併發症，嚴重者將導致失明。如何預防與延緩學生近視之發生與惡化，是學校、家庭、學生需要共同努力的課題。

近年來教育部國民及學前教育署、衛生福利部國民健康署積極推動學齡前幼童及學生視力保健工作，本書作者吳佩昌醫師曾分別受邀擔任國民教育署及國民健康署之視力保健計畫主持人，其推動重點含：兒少近視是疾病、就醫控度防盲、中斷用眼 3010、戶外活動 120、遠視儲備等。依教育部國民教育署統計，從民國 99 年推動戶外活動、認識近視疾病等重要措施之後，學童高達 50% 的視力不良率，開始出現反轉且持續減緩約 5%，衛生福利部國民健康署多年來調查的學生近視盛行率也有減緩下降之趨勢，進而減少近視失明人口。

本書出版之際受吳佩昌醫生邀請題序，個人曾在教育部服務近 30 年，均以發展學校衛生制度、推動衛生保健為重。退休後仍關心並持續受邀參與多項學校衛生政策制度業務。過程中參與吳醫師之視力保健工作，

非常佩服吳醫師忙於高度近視或視網膜等臨床醫療外，更關心及從事視力保健之工作。他持續關注並盡力推動近視病防治，受到國際肯定，名列史丹福大學 2020 ～ 2023 全球前 2% 頂尖科學家，也多次受到世界衛生組織 WHO 與國際防盲組織邀請作近視病防治工作策略的演講。

2015 年世界衛生組織將視力列為全球重要兒童與公共衛生議題，預防學生早發性近視與積極的近視控制成為國際近視防治會議的重點。台灣地區學生近視盛行率高居亞洲之冠，受到世界之關注。有鑑於台灣地區學生視力不良率居高不下（民國 111 學年度國小學生 45.18%、國中生 73.21%），未來環境對學生視力衝擊更大。本書包含了眼睛的基本知識、近視病的風險與防治、及 3C 螢幕使用的注意事項。我個人閱讀多次，認為可做為日常預防推動參考，值得學校老師、家長閱讀，共同為學生視力保健盡一份心力，讓孩子能永續探索美麗的世界。

教育部體育司退休司長 吳仁宇 謹識
中華民國 113 年 5 月

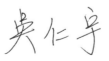

目次

內容／篇名	頁碼

第三章　近視了怎麼辦

兒童護眼 123 日常守則

///

守則 1：定期就醫檢查要做到

每半年或一年一次看眼科醫師，做視力與散瞳度數檢查，檢視遠視儲備是否不夠。一旦發現遠視儲備不足或近視，要遵照醫師指示配合矯治，並定期回診追蹤。

守則 2：增加戶外活動的時間

每天戶外活動 2 小時以上，並做好戴帽等防範措施。平常多到戶外活動，並利用課間休息時間到教室外活動，讓眼睛可以放鬆。

守則 3：遵守 3010 原則

近距離用眼時間要控制，打電腦、看書、看電視等近距離用眼活動，每用眼 30 分鐘要休息 10 分鐘。

看書或玩 3C 產品時，要保持適當的用眼距離及正確姿勢，不要躺著看書；看螢幕時間，每天總時數少於 1 小時。

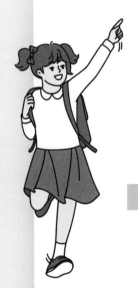

眼睛小知識

國健署製作的唱跳宣導短片：〈Eye 眼動起來〉

Chapter
1

關於眼睛
你一定要知道的事

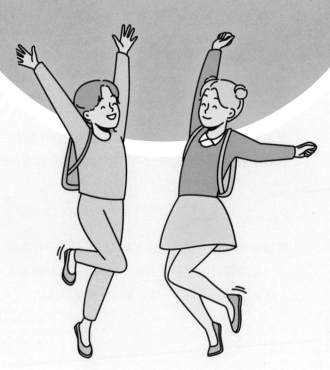

01 眼睛的基本構造！
這些名詞代表什麼

/ /

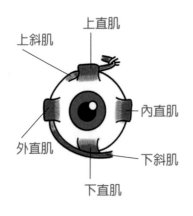

上直肌
上斜肌
內直肌
外直肌
下斜肌
下直肌

眼外肌

眼球四周有六條肌肉，其中的四條肌肉，包含上直肌、下直肌、內直肌及外直肌，使得眼球可以上下左右轉動，此外還有兩條斜肌，負責內旋轉和外旋轉。如果長時間近距離活動，眼球兩側的內直肌將一直處於緊張狀態，容易導致眼球拉長，而發生近視眼。

睫狀肌

位於眼球中層的脈絡膜血管層延伸的一圈平滑肌，它能控制調節水晶體形狀，以看清近物、遠物以及正在移動的物體。此外，睫狀肌會分泌房水，撐起眼球的形狀，也影響眼壓的平衡。

脈絡膜

脈絡膜是在我們的視網膜下方的一層膜，主要由微小血管所組成，視網膜外側的營養供應主要就是從脈絡膜而來。它有黑色素能吸收光線，不讓光線散射，有暗房的效果。

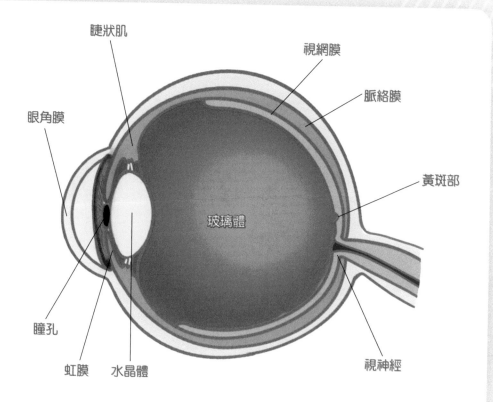

睫狀肌

視網膜

脈絡膜

眼角膜

黃斑部

玻璃體

瞳孔

虹膜　　水晶體

視神經

黃斑部

上面有較多的黃色色素，包含葉黃素及玉米黃素，所以稱為「黃斑」部，是視網膜最重要的中心，您可以看得這段文字，就是用黃斑部在看。

瞳孔

瞳孔像照相機的光圈一樣能調節光線進來的量。如果到戶外去，我們的瞳孔就會縮小，在室內瞳孔則會比較大。此外它也和生理反應有關係，在情緒緊張的時候，腎上腺素分泌，瞳孔也會放大，呈現比較警覺的狀態，更能察覺風吹草動。

眼角膜

眼角膜是透明的組織，完全沒有血管，才能夠保持清澈。也因為沒有血管才能被捐贈移植，較不會被排斥，它也是最早能夠被移植的組織器官。但眼角膜因為沒有血管，它的營養、氧氣，在外側是由空氣中擴散進來，內側則是靠眼球的前房水擴散過來。所以如果在眼角膜上面戴了隱形眼鏡，就會較不透氧，因此醫師都會建議隱形眼鏡一天不要戴超過 8 ～ 10 小時，以免眼角膜缺氧。

另外，眼角膜也負責光線曲折屈光的作用。我們的眼球可以把遠方的平行光線聚焦在視網膜上，總共 6000 度的聚焦中，眼角膜佔了 4000 度左右，因此，雷射近視手術就是在眼角膜上切削去改變屈光度（度數）。

水晶體

水晶體把我們的眼球分成前面的房間（前房）跟後面的房間（後房）。水晶體也沒有血管，所以營養都是從房水（眼球裡的液體）來供應。水晶體負責調節光線的經過，所以它如果擋住視線，我們就可能需要換一個人工的水晶體。水晶體在孩童時期非常清澈透明，像蒟蒻很有彈性，才有辦法看近看遠。

另外，水晶體也是眼球的主要屈光結構之一，是唯一有調節能力的屈光間質。在眼球總共 6000 度的聚焦中，水晶體佔了 2000 度左右，因此在白內障手術需要裝入人工水晶體，如果沒有裝的話，術後就要戴大約 2000 度的凸透眼鏡才看得清楚。

玻璃體

水晶體後面的後房，就是玻璃體，其中 90% 是液體，而剩下的 10% 則是膠原蛋白纖維組成。

視神經

視神經具有將神經電訊號傳導的功能，將視覺傳導到大腦。

視網膜

視網膜是眼球壁內層，佈滿感光細胞及神經纖維。視網膜中心區稱為黃斑部，為視力最重要的地方。視神經收集視網膜神經纖維集合成視神經盤，穿越出眼睛，經視神經將影像傳到大腦。

黃斑部是視網膜的中心，是視力要達到 1.0 最重要的位置，周邊視網膜的視力就是我們所謂的眼睛餘光看的地方，視力多小於 0.1。

鞏膜

就是我們的眼白，由堅韌的纖維蛋白所組成，可保護眼球內部、維持眼球形狀。

虹膜

虹膜有環狀肌及放射肌，瞳孔的縮小跟放大，其實就是虹膜肌肉的收縮跟放鬆。虹膜的顏色色素細胞多寡來決定的，所以外國人眼睛的虹彩會有綠色、有藍色等，實際上就是色素比較少的緣故。

02 「視力」和「度數」是不同的！

///

「**我**」的孩子視力 0.3，那相當於近視幾度？」很多父母都會問類似的問題，但裸視視力和度數是無法換算的。

比如說，有的小朋友近視 100 度，裸視（不戴矯正眼鏡）的情況下，視力只有 0.2；但同樣近視 100 度的另一個小朋友，裸視視力卻有 0.8，為什麼會出現這樣大的差異呢？

這是因為有些小朋友比視力表時會瞇著眼睛，我們都知道一個物理現象：透過針孔看到的影像會更清楚，所以近視 100 度的人如果張大眼睛看，視力可能只有 0.1，但瞇著眼睛看可能可以達到 0.7 或 0.8。此外，每個人對度數的反應不一樣，度數相同的人，有人比視力表時可以約略猜出來缺口方向，但有的人根本就看不見，所以雖然度數相同，得出來的視力就不一樣。我們必須了解的是：度數是眼睛的屈光狀態，就像相

機的鏡頭是長鏡頭或近拍鏡頭；而視力則是你個人的視覺能力，就像相機照出來的影像品質，兩台不同廠牌的相機，即便解析度一樣，照出來的相片品質卻未必相同。

視力代表眼睛的視覺能力，也就是指一個人的眼睛能看得多清楚。視力分為好多種，包括遠視力、近視力、裸視視力與矯正視力等。其中較重要的是矯正視力，簡單來說，矯正視力就是指戴眼鏡或隱形眼鏡或其他特殊眼鏡時所量測到的視力，而這些輔具可以協助矯正視力達到最佳的視力值，如 1.0。

對於近視兒童，戴眼鏡只是輔具，暫時可以讓眼睛看清楚東西，但是在眼鏡後面的「近視病」仍在，而且度數會隨著年紀悄悄的惡化，必須要配合醫師的診療做度數的控制治療，以避免未來惡化成 500 度以上的高度近視，而有失明風險。

03 「裸視視力」與「矯正後視力」有何不同

//

裸視視力是不戴任何視力輔助器時的視力，而矯正視力是配戴上最適合度數的鏡片後所測得的視力。

視力可分為裸視視力和矯正視力。未戴眼鏡、裸著眼睛看視力表，比出來的視力就是裸視視力，如果能達到 1.0，就表示視力正常。如果裸視視力小於 0.8，表示視力異常，需要再檢查並矯正視力。此時就要依據電腦驗光的度數，配戴最適合的度數鏡片，這時測出來的視力就是矯正後視力。

裸視視力良好，表示眼睛狀況很好，不需要其他輔助鏡片來幫忙。一般而言，考試或出具證明，要求的都是矯正後的視力而不是裸視視力。

04 孩子視力 1.0，並不代表沒有近視！

//

檢測視力 1.0，並不一定表示沒有近視，有可能也是遠視儲備不足或是已經輕度近視了。

孩子在學校視力檢查的結果是 1.0，就表示小朋友沒有近視嗎？這可不一定。因為比視力表時，站的距離是六公尺，如果小朋友有輕微近視、散光或輕度遠視，眼睛還是能自己調節，甚至有時候稍微瞇個眼睛，或是旁邊的同學偷偷打 pass，就能猜個大概，所以測得的視力 1.0，未必是小朋友真正的視力。

由此可知對兒童來說，雖然測得的視力是 1.0，但父母還是要小心，因為有可能你的小朋友已經近視了，所以視力檢查最好是半年就醫檢查一次。倘若覺得有疑慮，最好是點散瞳劑後再驗光檢查度數，這樣是更準確的做法。

05 散瞳驗光才能得知準確度數

//

驗光，就是把眼睛的屈光狀態及視力檢驗出來。眼睛「度數的異常」叫做屈光異常，包括遠視、近視及散光等光學原理的異常。驗光，就是把這些屈光度數的狀況檢驗出來。

驗光分為電腦驗光與人工驗光兩種。電腦驗光是透過一種以紅外線原理製成的機器，來顯示出你的度數是近視或遠視、有無合併散光和散光軸度。人工驗光是根據電腦驗光的結果，使用鏡片來檢驗確實的度數，並可以驗出矯正後的視力。

兒童因為睫狀肌較有力，通常電腦驗光的結果會包含一兩百度的假性近視成分，因此要散瞳檢查才準確。但是配鏡時，不能只看電腦驗光的度數，還要加上人工驗光試戴步驟，戴上最符合個人度數的鏡片後去比 C 字表或 E 字表，找到最佳的視力。依這些步驟檢驗出來的度數就是實際的度數，可以這個度數配眼鏡。

近視兒童就算散瞳後經電腦驗光，一般會比人工驗光的度數稍高，這是因為人眼具有影像融合判斷的能力。對於控制兒童近視度數變化的長期追蹤比對，兒童配鏡時建議以散瞳後的電腦驗光度數為主，此為機器客觀測量的結果，不會像人工驗光受人為主觀因素影響。

驗光人員法規定，十五歲以下的孩子驗光配鏡，須由眼科醫師開出驗光處方才能配鏡，最主要就是因為孩子驗光的時候常常會有假性近視，必須先散瞳後才能得知真正的度數，才不會配得太深讓度數又加深太快。

2024_5_10		pm 03:48
右眼 球面度數	散光度數	散光軸度
<R> S	C	A
− 3.00	− 0.50	157
− 3.25	− 0.50	154
− 3.00	− 0.50	155
− 3.25	− 0.25	159
− 3.25	− 0.25	160
− 3.00	− 0.25	161
− 3.25	− 0.50	157
球面當量度數 S.E.	− 3.50	
左眼 <L> S	C	A
− 3.25	− 1.00	160
− 3.25	− 1.00	170
− 3.00	− 1.00	170
− 3.00	− 1.00	177
− 3.00	− 1.00	177
− 3.00	− 1.00	177
− 3.00	− 1.00	178
S.E.	− 3.50	
瞳距PD: 59		

眼睛小知識

如何判讀驗光單

R：表右眼　　L：表左眼

S（Spherical refraction）：表示球面度數，正值為遠視球面度數，負值為近視球面度數。

C（Cylinder refraction）：表示柱狀鏡度數，一般為負值，表示散光

A（Axis）：表示散光的軸度

S.E.（Spherical Equivalence）：等效球鏡（球面當量）度數，計算公式為球面度數加上一半的散光度數，用來定義整個眼球的屈光狀態（近視或遠視），也可以與前次驗光單比較度數的變化

PD（Pupillary Distance）：表示兩眼的瞳孔間距

06 如何精準知道小孩真正的視力

//

如何知道小孩的視力如何？可以使用視力表。孩子到了三歲後就會辨別視力表的缺口，俗稱「比視力」，正常視力的小孩可以比到 1.0。

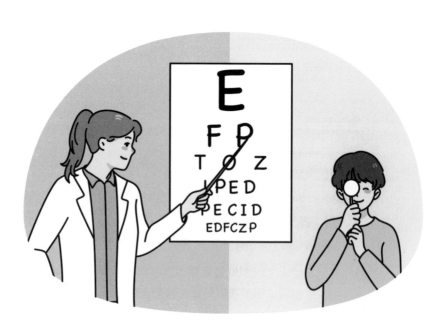

一般而言，孩童到了三歲後就會辨別視力表的缺口，
父母只要稍微教導一下，正常視力的小孩可以比到
1.0。

兒童健康手冊列有視力檢測的項目，三歲以後就要做
視力檢查。如果視力有問題，三至六歲是治療弱視的
黃金期，萬一父母忽略而未及時發現幼兒有先天性弱
視，等視神經發育一旦完成，視力要再恢復正常就很
困難了。

目前的視力表通用的有 E 字表和 C 字表，非英語系的
國家常用的是 C 字表。如何教導三歲幼兒比視力呢？
有個簡單的方法，先用麥克筆沿著飯碗的邊緣畫一個
大大的 C 字，然後在這個大 C 裡面畫一隻小螞蟻或小
烏龜，問小朋友螞蟻或烏龜要從哪裡爬出來？這樣子
玩一會後，再換一個方向問孩子，然後慢慢把 C 字牌
拿遠一點，逐漸拉遠距離，用玩遊戲的方式練習，小
朋友很快就會比缺口了。

07 兒童驗光為什麼要散瞳

///

兒童眼睛的調節能力（即睫狀肌可以收縮的力量）可以達到千度左右，也就是看近時，連 10 公分近的書本小字都能看得很清楚。等年紀到了 40 歲以後，調節力僅剩 200 ～ 300 度，所以近距離看書時，連離 30 公分的書報都讀得很吃力。正因為兒童眼睛的調節能力較強，若沒有散瞳就去做電腦驗光，往往會包含一兩百度的假性近視成分，難以判斷是否真的有近視。

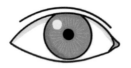 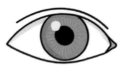 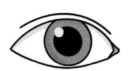

散瞳前　　　　　　　　　　　　　　　　散瞳後

瞳孔收縮會形成針孔成像的效果，小朋友就能看得較清楚。瞳孔放大後，針孔效應沒有了，原本的近視度數就會現出原形。

08 遠視是不是代表視力比別人好？

///

兒童一般都有遠視，遠視 100 多度都還算正常，最重要的還是要看矯正後的視力是不是 1.0 或 0.8 以上。如果用鏡片矯正後，視力還在 0.8 以下稱為弱視，遠視若超過 200 ～ 300 度以上就有可能不正常，有弱視的可能。由於經由視神經傳送不清晰的影像至腦部，會讓發育中的腦部誤以為模糊的影像是正常的，導致視力發育較弱，因此一定要趕快治療。

要提醒家長的是，弱視的治療黃金期是三到六歲之間，六歲以後等腦神經發育定型了，治療效果就很不好。

如果遠視 200 ～ 300 度以上，但矯正後視力是 1.0 的話，也算是正常的。所以不能只看度數而定，還要看矯正後的視力，才能判定視力是否正常。

眼睛小知識

只要矯正後視力達到 1.0，輕度遠視是正常的，幼兒及國小低年級最好有 100 度以上的遠視，國小中高年級最好有 50 度以上遠視，遠視儲備要足夠，可抵擋近視。

09 父母的視力好壞會遺傳嗎？

//

近視雖然和遺傳有關，但是也取決於後天的用眼及生活習慣。我們父祖輩的那個年代，近視人口很少，在那時近視的人大都是因為家族遺傳，所以早期的眼科醫學認為近視的主要原因是遺傳。

但近年來，外在環境的改變，例如在台灣，大家居住的環境越來越狹窄，戶外活動越來越少，升學壓力大，再加上電視、電腦、手機等近距離的用眼活動增加，以環境為主因所造成的近視人口越來越多，使得本來老一代近視率還算低的台灣，在這二三十年之間，儼然成了近視王國。

所以在台灣，目前形成近視的原因主要還是環境因素，而較少部分是因為遺傳。1970 年代，有學者把猴子關在一個小房間裡，讓牠不能到戶外活動，只能看近不能看遠，幾個月後，猴子的眼睛就被誘發成近視。所以，如果能讓成長中的孩童白天可以常常到戶外看較

遠較寬闊的地方，而不是窩在公寓住家、或長時間在安親班補習班的室內，目光短淺地長時間近距離看書、寫功課、看 3C 打電腦或看電視，或許我們孩童的近視比率會減少很多。

不過，有近視家族史的家庭成員，發生近視的比率確實較一般人高些。父母雙方都是高度近視，小孩得近視的機率更高。

有部分人的近視是遺傳，約占所有近視人口的 20%；而受環境影響造成的近視則更高，約占 80%。從遺傳造成的近視人口中（近視跟基因有高度關係），可以發現具有家族性，爸爸、叔叔、伯伯，或媽媽、舅舅都有高度近視，而且可以往上追溯至好幾代都有高度近視。如果是先天性近視，約占人群的 5% 以下，在小孩出生或是上幼稚園時的度數就有 400 ～ 500 度，長大後可能多達一、兩千度。

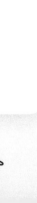

目前台灣，80% 近視的人口都是後天性近視，也就是從幼稚園或國小後才開始近視一、兩百度，之後只要每年持續增加，到 20 歲時就可能成為高度近視者。這些人的父母親或祖父母往往都沒有近視，可知近視主因往往是後天環境所造成的。

有家族遺傳性近視的人，先天不足，後天更不能失調，尤其需要治療與控制。度數若不控制，不論是先天或後天的高度近視，併發症都一樣很嚴重。美國加州有一個著名的研究報告（*The Orinda Study*）顯示，如果孩童每週的戶外活動少於 5 小時，父母親有近視，小孩就容易近視；反之，如果孩童每週的戶外活動可以達到 14 小時以上，就算父母親有近視，小孩仍不容易近視。因此，有近視的父母不要消極認為自己的孩子一定會近視，如果能給孩子足夠的戶外活動時間就不容易近視。

10 為什麼台灣人好像比歐美人容易近視？

//

沒錯，不僅台灣人的體質比西方人容易近視，而且兒童近視度數增加的速度也是西方人的兩倍。

而且整個東亞、中國大陸、日本、香港，以及新加坡、韓國的近視比率，在全世界都是偏高的。除了先天體質，原因主要還是環境的改變。長期窩在房間裡看手機打電腦、看電視以及看書，長期缺乏戶外活動加上居住環境狹窄，就成了「目光如豆」的近視族。

可怕的是，台灣人不僅體質容易近視，兒童近視以後，度數也增加得比西方白種人還快。白人小孩近視後，一年平均增加 50 度，到了上高中大學，度數大約不到 500 度，還沒有變成高度近視。

相反的，新加坡、香港或台灣的小朋友，一旦近視後每年度數平均會增加 100 度左右，十年後個個都成了近 1000 度的高度近視，眼睛病變提早發生，視力的生命週期縮短，競爭力也隨近視度數上升而受損害。

11 休息一下，
保護你的睫狀肌

///

眼 睛的水晶體周邊有一圈睫狀肌，作用是改變水晶體的形狀，以便向近物或遠物對焦。看近物時，睫狀肌會自動收縮讓懸韌帶鬆弛，導致水晶體變厚，增加屈光率，使我們能看清楚；看遠方時，睫狀肌會放鬆，懸韌帶變緊，導致水晶體較為扁平，使遠處的景物看得清楚。睫狀肌的運作，道理就像照相的自動對焦一樣。

長時間盯著電腦和手機，睫狀肌會用力過度而提早退化或加重度數。最好用眼半小時能起來走走做別的事情，讓眼睛停止固定注視數分鐘，也可以看一看遠方的景物，以便放鬆睫狀肌，延長肌力的彈性。

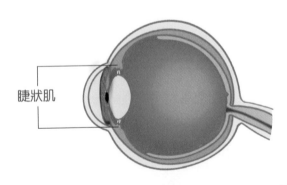

睫狀肌

12 愛護視網膜，
晚上睡覺要關燈

///

視網膜上面有一種細胞叫做 RPE 色素上皮細胞，這些細胞上面就是我們視神經感光細胞的突觸。我們白天看到光線，視神經細胞前面的感光接受體會一直被光線刺激而掉下來，然後就會被色素上皮細胞吃掉。

被消耗的感光細胞在黑暗的時候才會再生，所以如果你真的要休息，晚上睡覺盡量不要開燈。眼睛感光的過程非常耗能量，假使沒有讓感光細胞好好休息，會一直產生廢棄物，久而久之視網膜會受傷，有些人的黃斑部病變可能就是這樣產生的。

13 日常的眼睛防護

///

視力就是競爭力，用眼定期休息或用熱毛巾熱敷一下都是保養眼睛的好方法，當然，3C 產品使用的時間不要太久是最重要的。

眼球外傷也是很需要注意的，有些激烈的運動像是打籃球、跆拳道或拳擊，因為常常打到眼睛，就會比較容易視網膜剝離。所以在運動及工作的時候，該戴護目鏡的時就應該要戴。

在急診也常常會遇到有些人不小心眼睛受傷，在眼科有兩種情況絕對要急診，一個是化學灼傷，一定要在現場趕快沖水、礦泉水或者是牛奶也可以，沖 15 到 30 分鐘，然後再去急診，因為強酸強鹼沒有馬上沖掉，它還會一直腐蝕到你的眼睛裡面去。另外就是如果有尖銳物品戳到眼睛，要用保護蓋例如紙杯等蓋著，不要再去壓迫眼球，以免造成二度傷害。

Chapter

2

什麼叫近視？近視會發生什麼事？

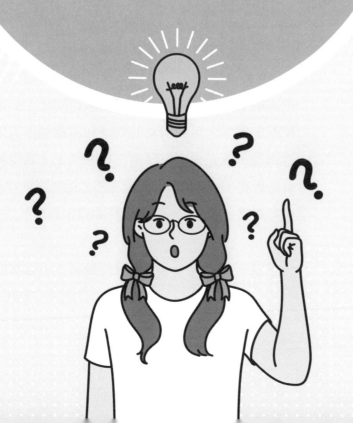

01 視線模糊，看東西很吃力，孩子近視了？

///

視力模糊其實有許多原因。最常見的原因除了近視，還包括斜視、弱視、炎症，以及各種眼病引起的後遺症等。

近視、遠視及散光都是常見的眼睛屈光異常，都會產生視力模糊的現象，需要了解它們的定義並加以區分。近視，顧名思義就是近的東西看得清楚，但是遠的東西看得模模糊糊。

事實上，絕大部分的近視都是因為眼軸拉長所導致，遠方的光線經過眼角膜及水晶體折射後，只聚焦在視網膜的前面，導致所看的物體影像模糊不清楚，要靠近物體，讓光線可以聚焦在視網膜上才看得清楚，這就是近視。絕大部分人的近視都是因為眼軸拉長所致，只有相當少部分的人是因為角膜與水晶體不協調。

兒童一旦近視，度數就會持續增加，近視的眼軸像

吹氣球般越吹越長，或像灌水球越灌越大，到成年才會停止。眼軸越拉長，眼睛的組織就會越薄越脆弱，容易產生很多近視併發症。

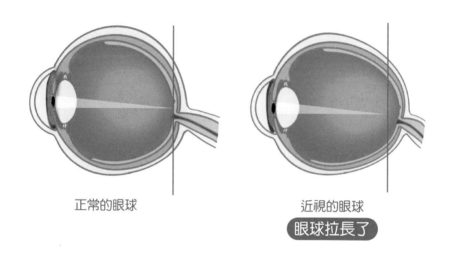

正常的眼球　　　　　　　　近視的眼球

眼球拉長了

眼睛小知識

近視眼，以後比較不會老花？

有人說近視眼沒關係，以後長大比較不會老花眼，這是常見的錯誤觀念。老花眼是因為水晶體變硬變混濁，因此，任何人 40 歲左右都會有老花眼。甚至因為高度近視，還得要配兩副眼鏡，一副看近，一副看遠。

02 「近世近視竟是盡視」近視可能導致失明！

//

事實是，現在台灣的失明人口中，高度近視已經高居失明的第一大原因；日本及中國大陸的研究結果顯示，高度近視的視網膜黃斑退化也已經是老年人失明的第一、第二大原因。甚至在日本，年輕成年人單眼失明的第一大原因，就是高度近視造成的，所以近視當然可怕。

但近視最恐怖的是：高度近視引起視網膜黃斑退化所導致的失明，就算是再高明的眼科醫師也愛莫能助。

台灣目前已經成為近視王國，近視在台灣是相當嚴重的問題。遺憾的是，為人父母對孩童的近視一向掉以輕心，這不僅使得台灣近視兒童越來越多，也讓孩童近視的惡化程度越來越快。

「預防勝於治療」，對近視來說，預防罹患近視與防止度數惡化都是相當重要的課題。

03 「近視」與「假性近視」有何不同？

///

近視大部分是因為眼軸（眼球前後徑）增長太快，使得影像無法準確投射到視網膜上，就像照相機「對焦不準」，讓遠方的物體看起來模糊不清。這種近視稱為「軸性近視」。

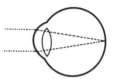

正常眼

有些小朋友因為長時間近距離使用眼睛，眼睛內部的睫狀肌太用力也會造成對焦不準，視力變得模糊不清。或是在驗光時，因為機器迫近而造成睫狀肌緊張、過度用力，量起來的度數看起來就像有近視。這兩種情況都不是因為眼軸真的有增長，只是眼睛自我調節的結果，所以稱之為「假性近視」或「調節性近視」，也是一種屈光性近視。

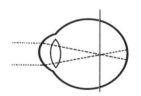

軸性近視

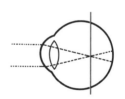

屈光性近視
（假性近視）

孩童的眼睛調節能力比成人強，出現假性近視的機會也較高。兒童出現假性近視時，眼睛若能適當休息或點用睫狀肌鬆弛劑（散瞳劑）、或增加戶外運動，視力大都可回復正常。

04 「近視」與「遠視」有何不同？

//

遠視的情況與近視恰好相反。遠視因為眼軸較短，光線聚焦在視網膜後面，看近物時需要比正常人更用力；而近視通常是眼軸較長，光線聚焦在視網膜前面，看遠方物體像霧裡看花，模模糊糊，但看近是清楚的。

一般而言，除非有散光，否則有近視的眼睛就不會同時又有遠視；同理，有遠視的眼睛不會同時又有近視，因為眼軸不會又長又短。

遠視與近視都可用度數來表示輕重程度，但要注意的是，度數與視力是不一樣的。視力是指視覺的能力，與每個人的大腦功能有關，所以就算一個人沒有近視，也不一定視力正常，矯正後視力達到視力表 1.0 才算正常，若小於 0.8 則可能為弱視。新的觀念是遠視可以抵抗近視，遠視儲備多的人比較不容易近視。

05 「近視」與「散光」有何不同？

垂直弧度
橫向弧度

散光（亂視）與眼角膜的弧度有關，是眼睛一種屈光異常的狀況。由於眼球前面（眼角膜部分）呈橢圓形，光線經過眼球屈折（折射）後，水平光線和垂直光線在視網膜上形成多個焦點（正常的焦點只有一個）而產生雙重影像。舉例來說，正常眼睛像正圓形的籃球，散光眼睛像橢圓形的橄欖球，因為眼皮的關係，正常人眼球表面會稍微橢圓，也就是有散光 100 度以下為正常。

不像近視，大部分人的散光不會持續加深，就算加深也不會太多。如果散光度數 300 ～ 400 度，而且還在持續增加，就需要請醫生檢查，注意是不是有圓錐角膜的毛病，否則惡化時可能需要移植眼角膜。

近視的成因是因為眼球增長增大，光線經過眼球屈折（折射）後，聚焦在視網膜前方（正常是聚焦在視網膜上面），所以影像不清楚。

06 假性近視為何會
弄假成真？

//

所謂的「假性近視」，就是一種輕度的「屈光性近視」。這是因為睫狀肌過度用力使得水晶體變厚，光線曲折過多，看遠方物體時焦點會落在視網膜前面。檢查時，醫生會點睫狀肌麻痺劑（散瞳劑）來放鬆睫狀肌，如果水晶體回復原來較薄的厚度，變成沒有近視的狀態，就是假性近視。

多數醫師認為屈光性近視，是因為長時間近距離用眼，導致睫狀肌長期呈現緊張狀態。長期下來，我們的身體為了配合這種工作情況，眼軸乾脆增長，就不用一直用力，於是眼軸就會越拉越長，變成真正的「軸性近視」了。

眼睛小知識

眼睛被強迫使用時多不會表現痛的症狀，所以晚上點一下放鬆的低濃度散瞳劑來放鬆眼睛、預防近視，就如同晚上刷牙預防蛀牙的概念，這部分可以與醫師討論。

07 500 度以上就是高度近視

/ /

世界衛生組織 WHO 定義近視度數在 500 度以上，為高度近視，警告有失明風險。

近視的分級，一般來說分為以下三級：

1. 低度近視：度數在 300 度以下
2. 中度近視：度數在 300 度至 500 度之間
3. 高度近視：度數在 500 度以上（或眼軸長 26mm 以上就是高度近視，正常人 24mm 以下）

根據衛福部國民健康署的調查發現，台灣學童的近視相當嚴重，不僅發生年齡早、盛行率高，而且罹患近視度數也深。目前高度近視約占近視人口的 20 ～ 35%，也就是三到五個近視族中就有一人是高度近視，比例相當高。前面提過，近視度數越高，併發症的風險就越高，不可不防。

08 近視惡化會隨青春期結束趨緩

//

兒童一旦近視，每年平均會加深度數 100 度；然後隨著年紀增長，度數增加幅度會縮小。

孩子一旦近視，就像走上了一條不歸路，也像爬樓梯一般，度數每年會持續增加。台灣的研究指出，近視度數在國小國中階段，每年會增加 100 度；高中階段每年也會增加 50 度，等到大學以後度數才會慢慢穩定下來。

為什麼年紀越小，度數增加越快？這可能和青春期發育過程長高長大有關，要注意的是，度數越深，併發症也越多。兒童一旦近視後就會持續惡化，若不控制度數的增加，等成年後得到高度近視的機會很大。至於成人以後，因為生長發育的速度趨緩，近視度數就比較穩定。

一般人到了成年 20 歲後，近視度數增加較慢，然而，

如果一天到晚看書、打電腦做近距離用眼的活動，一旦眼睛過度疲勞，度數仍有可能增加，視力會持續惡化。另外，高度近視的眼睛因為鞏膜壁（眼球壁）已經變薄，撐不住眼內壓力而可能使得眼軸繼續增長，度數就會持續加深。

還有另一種度數加深的情況，就是罹患了白內障。高度近視患者常會有白內障提早發生的情形，這必須請眼科醫師檢查才能查出病因。

過了 20 歲的高度近視患者，仍然要注意良好的用眼習慣，以避免眼軸持續增長，同時也應定期檢查眼睛的健康狀況。

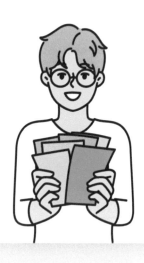

09 孩子瞇眼或斜眼看電視，可能是「近視」或「斜視」

//

小朋友若有屈光異常，不論是遠視、近視或是散光，可能在看電視時會習慣頭歪一邊、斜眼或瞇著眼或是用瞪視的方式看電視。這是因為當他端坐著看電視時，無法看得很清楚，必須找一個角度或是瞇起眼睛，讓眼睛產生針孔效應，就能看得較清楚。

幼兒在發育階段，除了視覺以外，觸覺也正在發展，看到五光十色的電視會想要到前面觸摸，這是正常情形。但有的幼兒會因為視力不良，看不清楚而走到電視前面看，這就必須帶去給眼科醫師做進一步檢查。

有些小朋友會不由自主地頭歪一邊來看東西，可能是斜視或斜頸造成的，除了到眼科檢查，也要到兒童復健科檢查斜頸。當這些原因都排除以後，可能就是不良習慣，需要父母常常提醒。看電視要把握 3010 法則，廣告時間讓小朋友起來走一走，看看遠處，以免長時間看電視而產生假性近視，甚至養成瞇眼、斜眼習慣。

10 瞇眼看東西，小心讓近視加深！

///

每個人大概都有瞇著眼睛看東西的經驗，稍微瞇一下眼就會看得比較清楚。然而，這種行為卻可能隱含屈光不正（近視、遠視或散光）的情況，家長若發現孩子經常瞇著眼睛看書或看電視，可能有度數問題，要儘早帶孩子做視力檢查。

瞇著眼睛看東西，就像是照相機把光圈縮小的道理，透過小洞觀看，影像會較清楚。只是長時間瞇眼用力看東西，眼睛的睫狀肌會過度收縮，可能導致近視度數增加。動物實驗也發現，若將猴子的眼皮縫小，縮小牠的視野，一段時間後也會誘發近視。所以一發現孩子有瞇眼看東西的習慣，必須儘快檢查是否近視，或是眼鏡度數不夠，建議以輕鬆就可以看清楚為原則。

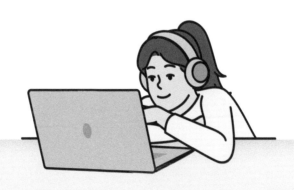

11 為何歐美兒童較少近視？ 歐美又如何治療近視？

/ /

西方國家兒童的近視惡化速度，只有東方兒童的一半，原因包括：❶ 教育制度的改革，沒有緊迫盯人的課業，少有安親班及升學壓力；❷ 家長重視體育，小朋友有相當多的戶外活動；❸ 種族關係，黑人及白人兒童天生就有較多的遠視；❹ 體質不同，西方兒童有了近視後，每年增加約 50 度，而東方兒童每年增加快達 100 度。

至於近視的治療方式也跟台灣類似。近來的研究報告顯示，低濃度阿托平眼藥水的副作用較少，效果也不錯，所以西方人也開始考慮採用低濃度阿托平眼藥水（0.01 ～ 0.05%）以延緩度數惡化。在美國加州因為華人多，近視的兒童也多，有些醫師會為兒童配戴角膜塑型鏡片來控制近視。但是加州為大陸型氣候，空氣較乾燥，而台灣是潮濕的海島型氣候，角膜塑型鏡片可能受細菌污染的機率相對較大，因此配戴時清潔消毒手部及鏡片很重要。

12 近視千度，矯正後視力 1.0，眼睛狀況仍是不正常

//

裸視視力 0.01，矯正後視力 1.0，表示目前視覺能力在矯正後正常。不過，近視 1000 度，表示眼軸拉長得比正常人要長得多，導致眼睛組織變薄，雖然暫時矯正視力正常，視網膜仍然有拉扯病變，日子久了，併發症還是會發生。

視力表以外，還有其他較少採用的方法，例如對比敏感度視力測驗、多位置的視網膜電生理檢查等等。這些檢查結果顯示，雖然視力表檢查結果的視力是 1.0，但高度近視族群的其他視覺能力遠不如正常人，曾有研究發現高度近視的人對高速視覺反應較差、對比敏感度也較差，這是因為眼球變大、視網膜被拉扯變薄，功能反應一定較差。所以一些需要快速反應的運動，如網球、棒球等，很少見到有近視的選手。

小朋友近視後，父母不要以為戴眼鏡矯正，讓視力達 1.0 就算正常了，而忽略了度數控制或定期檢查，一旦變成高度近視或讓度數惡化，未來競爭力也會下降。

13 近視可能產生什麼併發症？

///

近視越深，併發症越多。因為隨著度數加深，眼睛內的組織會像吹氣球一樣變薄，甚至眼球外表面會凸出。

近視併發症，包括白內障提早發生、青光眼機會高、飛蚊症、視網膜剝離、黃斑出血及最後的黃斑退化。這些併發症有些可以治療，有些無法治療，有些即使治療後，都會因為深度近視而產生其他後遺症。例如，白內障可以動手術治療，但是高度近視患者做白內障手術後，發生視網膜剝離的風險，比一般正常人發生的機會較高；視網膜剝離雖然也可以治療，但仍有一成的人會失明。

如果太晚治療，讓視網膜剝離侵犯到視網膜中心的黃斑部，就算手術成功，也會有六成的人視力恢復達不到 0.4，變成低視能障礙的人。至於視網膜一旦有近視性黃斑退化就束手無策了，最後會導致失明。

一般來說，低度近視比較少出現像高度近視會發生的
併發症，但根據眼科醫學研究顯示，近視度數 300 度
以上的人，視網膜剝離的風險還是比正常人多出 10 倍，
而發生青光眼的風險也比正常人多出 2 ～ 3 倍。所以
為人父母者，要盡量在小朋友度數快速增加的階段，
把度數控制在中低度度數之間。

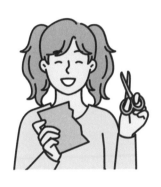

眼睛小常識

近視與併發症的關係

近視 500 度以上的併發症很多，包括早發性白內障，青
光眼的機會增加 8 倍，視網膜剝離的風險增加 40 倍，
黃斑部出血及新生血管的風險增加 121 倍，還有 10 %
的人會發生黃斑部剝裂、黃斑部裂孔及後鞏膜葡萄膜
腫，還有黃斑部退化，這個病變已經是台灣人失明的第
一位。美國也曾經研究，300 度以上的近視，視網膜剝
離是正常人的 10 倍以上。這些併發症都非常地可怕。
所以我們對近視一定不能掉以輕心。

14 近視併發症疾病 I：白內障

///

目前，近視的人容易提早患白內障的原因不明，可能因為近視者不僅眼軸拉長，眼球寬度也變大，長期拉扯或成分改變，使得水晶體提早老化，而造成白內障提早發生。

以往在眼科門診見到的年輕型白內障患者，常見的肇因不是糖尿病就是外傷所引起，這些人的眼軸並不長。但是近年來，舉凡 55 歲以下的年輕型白內障患者中，近視已經取代白內障，變成年輕白內障的主因。眼軸拉長（近視度數深），讓白內障提早報到。

水晶體原本是透明的物質，讓光線能夠通過，為什麼高度近視的人會容易罹患白內障呢？目前確切原因不明，可能的解釋是近視不僅讓眼球的眼軸拉長，眼球寬度也變大了，眼球裡面的水晶體被眼球變長拉扯後而產生變化。再者，因為眼軸拉長，在後房的玻璃體內所含的水量也相對較多，對於水晶體的撞擊力量也

增加，加上眼球裡面一些新陳代謝物質的改變，而使得水晶體產生老化，白內障提早發生。

那麼，要如何預防白內障呢？常見會導致白內障的環境因素為紫外線，所以要注意配戴的近視眼鏡是不是有防紫外線（抗 UV）或變色功能，倘若陽光很強，還要戴太陽眼鏡或帽子保護眼睛。

如果發現近來自己的近視度數如果不正常暴增好幾百度，就要懷疑有可能是白內障所致，必須及早就醫找出原因，配合醫師追蹤，以眼藥水或手術治療。

正常看出去的
樣子

白內障看出去
的樣子

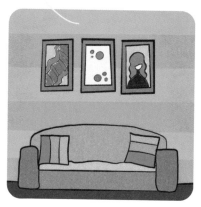
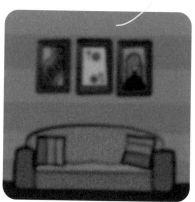

15 近視併發症疾病 II：飛蚊症

///

飛蚊症，顧名思義就是看到有蚊子似的或蟲似的飄浮物在眼前飛來飛去，這種現象就是飛蚊症。

眼球好比一顆水球，由中間的水晶體分隔成兩個腔室：前房及後房。前房由水填滿，而後房則是由玻璃體填滿。玻璃體就像是雞蛋裡面的蛋白，是透明黏稠的膠狀物質，隨著年紀的增長，這些膠狀物質有部分液化成水分，而其他沒有液化的部分反而變得更黏稠，有些膠質纖維聚集在一起，當眼球轉來轉去，這些纖維就在眼球內飄來飄去，看起來就像有蚊子飛來飛去。

玻璃體液化，通常都是從眼球後方先開始，玻璃體與視網膜先分離，亦稱為「後玻璃體剝離」，此時會出現飛蚊症的症狀。玻璃體與視網膜分離，若沒有因為黏太緊而拉破視網膜導致視網膜裂孔，就沒有關係。但是約有四成的人運氣不好，玻璃體與視網膜局部黏得太緊，分開時把視網膜拉破洞，產生視網膜裂孔或

甚至出血，最後玻璃體的水分經由
破洞灌入視網膜下方，導致視網
膜剝離，是相當嚴重的併發症。

如果沒有近視，後玻璃體剝離好發於 50
～ 70 歲，如果有近視者，有的人在 20 ～
30 歲就會出現飛蚊症。近視的人比較容易有飛蚊症，
是因為眼軸拉長以後，眼球後房變大，玻璃體在眼球
內的空間相對變得較少，使得玻璃體提早水化，進而
產生一些膠質黏結物或細胞碎屑。如果「飛蚊」數量
驟增或看見閃電的光影（玻璃體在拉扯視網膜），且
視力驟降，則可能是視網膜剝離的前兆，要特別小心。

正常看出去的
樣子

飛蚊症看出去
的樣子

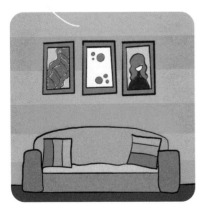

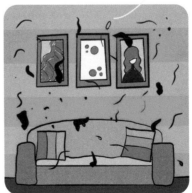

16 近視併發症疾病 III：青光眼

//

青光眼是台灣民眾失明的常見原因，通常和「眼壓異常」有關。由於青光眼可以在你發現任何異常之前，無聲無息地逐漸偷走你的視力與視野，因此被稱為「視力的小偷」。

我們的眼睛像一顆水球，隨時會有一些水分進出眼球以達成平衡，來維持眼球的形狀及正常眼壓。正常眼壓在 20 毫米汞柱以下，青光眼通常是因為眼壓過高所產生的一種有失明之虞的眼科疾病，而當我們的眼球漲滿了水無法排出去時，眼球會被撐得很脹很硬，眼壓就會異常飆高，導致視網膜神經細胞凋亡、視野受損。

研究指出，高度近視患者得青光眼的機率是無近視者的 7 倍，低度近視者的 3 倍。高度近視的人，常常眼壓不高，視神經盤卻有青光眼的表現，這稱之為「正常眼壓性青光眼」。目前真正的致病原因還不很清楚，

可能的機轉是近視眼的眼軸拉長後，視網膜內部的視神經節細胞層相對被拉扯，壓力耐受度降低，雖然眼壓正常，但已對此層脆弱的細胞造成傷害而導致視野缺損，可怕的是，視野一旦受損就無法恢復了。

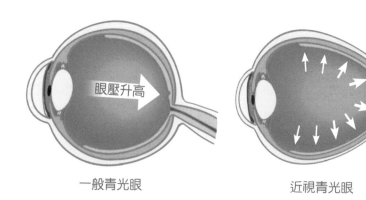

一般青光眼　　　　　　　　近視青光眼

正常看出去的
樣子

青光眼看出去
的樣子

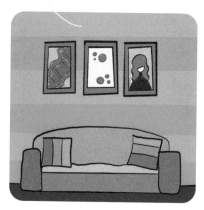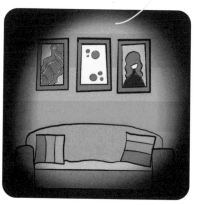

17 為什麼眼壓正常，還是得青光眼

///

高度近視本來就會有提早青光眼的風險。因為高度近視的眼球是拉大的，裡面的水份也比較多，就像灌水球一樣，眼球體拉長變大，組織就變薄，變得比較大、比較弱。

再來我們每天眼睛都要轉來轉去，但裡面的裝的水份如果比較多，雖然在靜態的時候壓力好像是正常，在轉動時就會對眼球會帶來更大的壓力。

第三個原因就是長時間看近會呈現鬥雞眼狀態，內直肌一直緊繃，對視神經壓力很大，長時間就會導致視神經受損，就成為青光眼，這就叫做正常眼壓性的青光眼。

眼睛小常識

甘仲維博士是雅虎奇摩首頁的設計者，在 Youtube 頻道中，幫台北市政府拍攝了他因為高度近視青光眼而失明的影片，片名為〈誰偷走我的光？〉。

18 高度近視 要慎防青光眼

//

青光眼是高度近視四個常見的併發症之一，而台灣高度近視率遠高於歐美國家，因此對防治青光眼更要小心應對。倘若無法早期診斷，早期治療，青光眼可能會導致視神經纖維的死亡而失明。

由於高度近視的青光眼，通常沒有急性發作（包括頭痛、眼睛痠痛等）的症狀，因而常常延誤治療時機。所以高度近視的患者，要定期半年或一年到眼科檢查眼壓、眼底，甚至做視野檢查，以便提早發現青光眼的症狀，提早治療。

另外，已經接受過雷射近視手術的患者，因為角膜較平，眼壓機器測量會有偏低情況（常會據此誤以為正常），等到發現不對勁時通常為時已晚。對高度近視患者來說，提高警覺進一步檢查青光眼非常重要，以免錯過治療控制的黃金期。

19 近視併發症疾病 IV：黃斑部病變

//

近視把眼軸拉長後，視網膜、脈絡膜長期處在拉扯狀態，久而久之便退化了，尤其視網膜黃斑部位退化更為嚴重，稱之為近視性黃斑病變。

正常看出去的樣子

黃斑部病變看出去的樣子

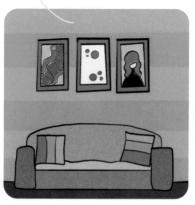
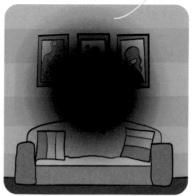

根據研究顯示，台灣老年人無法治療的失明主因就是近視性黃斑病變。這種病變很少發生在高度近視的小孩身上，大部分常見於 40 歲、50 歲以後的高度近視患者。一般來說，視網膜黃斑部的退化或病變都在 80 歲、90 歲才會發生，但因為高度近視把眼軸拉長，視網膜、脈絡膜等眼睛組織在長期拉扯下提早退化，才會早早在 40 歲、50 歲時，黃斑部就提前發生病變了。

曾有法國學者說：「高度近視是失明的孤兒。」近視性黃斑退化目前在醫學上是無法治療的，所以預防十分重要。家中的小朋友一旦近視，要嚴防度數持續加深惡化，以免眼球組織拉扯得更厲害，不然黃斑部病變可能年紀輕輕就會發生。

眼睛小常識

研究也顯示，近視度數每增加 100 度，黃斑病變的風險增加 67%，因此，有俗語說買菜時要斤斤計較，家長對於孩子的度數惡化可要度度計較。

20 近視併發症疾病 V：
黃斑部出血

///

近視患者因為眼軸拉長，讓黃斑部產生裂縫而冒出新生的血管，這些新血管因為太脆弱而容易出血，風險增加 121 倍。

年輕的高度近視者，視網膜中心的黃斑部容易有出血情形，這是年輕近視族失明的主要兩大原因之一（另一原因為視網膜剝離）。黃斑部位在眼球正後方的視網膜中心，是視覺最敏銳的部位，也是我們視力最重要的地方。黃斑部正常，視力才能達到 1.0，黃斑部如果受損，視力僅剩不到 0.1。

近視患者因為眼軸拉長，很多組織都會被拉扯變薄，甚至產生裂縫，一旦黃斑部產生裂縫、裂痕，視網膜下面的脈絡膜組織（位於鞏膜與視網膜之間）就經由這些裂縫鑽出新生的血管，這些脆弱的新血管容易出血。黃斑部出血時，眼前中央會出現一片黑影，視線變得霧濛濛一片，最後甚至會導致失明。

目前我們及國外最新的研究發現，這些患者儘早在玻璃體內注射抗新生血管因子，視力可恢復至八成（甚至以上）。但如果拖延黃金治療時期，一旦組織（感光細胞）因出血後結疤，就無法治療，視力也就無法恢復了。

近視度數增加 100 度，黃斑部病變增加 67%

兒童近視的度數通常會在 18 歲前持續增加，若不加以控制，惡化成深度近視及其他併發症的風險也就越高。根據研究，近視度數增加 100 度，近視性黃斑部病變的病發率也會增加 67%。相反地，如果近視度數增長減少 100 度，罹患近視性黃斑病變的風險可以降低 40%。

黃斑部退化的危害有多嚴重

高度近視（500 度以上）的黃斑部退化，造成的失明有多嚴重？以下是各國研究的數據：

台灣　老年不可治療的失明第一位

中國　不可治療的失明第一位、40～49 歲失明第一位

日本　單眼失明第一位、不可治療的失明第二位

美國　失明第五位

21 近視併發症疾病 VI：視網膜剝離

//

高度近視會把眼軸越拉越長，讓視網膜變薄及玻璃體提早液化，進而導致視網膜裂孔及視網膜剝離，風險增加 40 倍。

視網膜是由視神經所形成的視神經膜，傳統相機要感光，最重要的是要有底片，而我們眼睛的視網膜就像照相機的底片。

正常看出去的樣子

視網膜剝離看出去的樣子

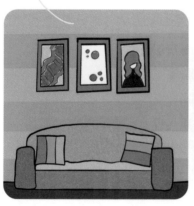
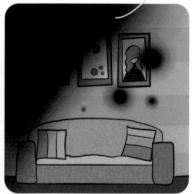

高度近視在眼軸拉長後，比較容易產生玻璃
體液化（飛蚊症產生的原因），在液化
過程當中，玻璃體要與視網膜分離
時，容易拉扯視網膜而產生破洞
（視網膜裂孔，此時要及時門診
視網膜雷射治療黏住破裂的視網
膜）。

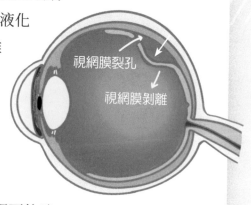

視網膜緊貼在眼球壁上，就像房間裡面的壁
紙貼在牆壁上一樣，一旦視網膜有破洞，眼球房間裡
面的水就容易灌到破洞裡面，使得像壁紙一樣的視網
膜剝落，進而整個掉下來，這就是視網膜剝離。剝離
後的視網膜得不到營養，一、兩個月以後就會萎縮壞
死，造成失明。

研究顯示，近視 300 度以上的人發生視網膜剝離的機
率是無近視者的 10 倍。所以中高度近視者最好半年或
一年散瞳檢查視網膜一次，一旦發現有裂孔或較薄的
退化處，最好先接受在門診 5 至 10 分鐘左右的視網膜
雷射治療，將破洞或破裂處補起來，以預防日後可能
的視網膜剝離發生，以免一旦發生視網膜剝離，需接
受大手術及失明的風險。

22 雷射近視手術後，併發症的風險不會降低！

///

目前風行的雷射近視手術，其實並沒有真正解決近視的問題，只是治標不治本，充其量只是讓我們不用戴眼鏡也可以看得清楚而已。對於原本因近視而變長的眼軸，無法靠雷射近視手術回復原狀，因此近視所造成的併發症不但無法減少，甚至有些學者還認為可能會增加併發症的風險。

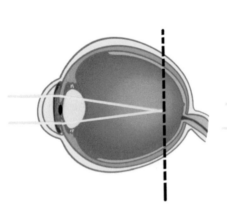

近視的眼睛

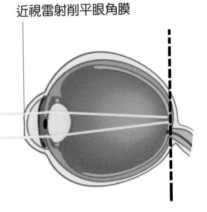

近視雷射削平眼角膜

雷射手術後的眼睛

眼軸還是一樣很長

近視患者要戴眼鏡（凹透鏡）才能看清楚，原理是利用凹透鏡將光線往後曲折，讓光線可以聚焦到較長眼球的視網膜上，戴隱形眼鏡也是同樣的道理。雷射近視手術的原理，是利用雷射光在眼角膜表面做磨平處理，使得磨平後的眼角膜能將折射的光線更往後曲折，而聚焦到變長眼軸的視網膜上，免除戴眼鏡的麻煩。

我們團隊發表論文指出，有些視網膜剝離病患是因為之前曾經做過雷射手術，他們的預後比較差，因為發現症狀到手術的時間拖得比較長。做問卷調查的結果，發現他們大多數以為做完雷射近視手術近視就好了，並沒有定期去散瞳檢查視網膜，殊不知他們的眼軸還是一樣很長，視網膜仍然處於變薄拉著的狀態，視網膜的剝離風險還是跟雷射手術前一樣風險很高，輕忽了危險性；因此這些患者覺得衛教非常重要，也希望醫師在手術前跟手術後，多多叮嚀高度近視的病人還是需要長期的追蹤。

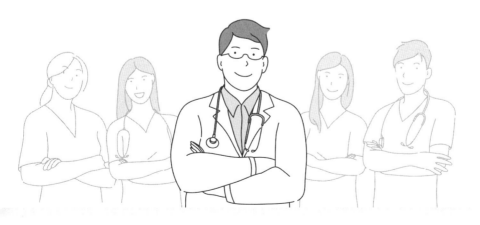

因此建議 500 度以上的高度近視患者，不論有沒有做過雷射近視手術，至少每年都要就醫散瞳檢查眼底，一旦有飛蚊症也要提早就醫檢查。

近視雷射手術只是一種表面的美容手術，無法防治近視可能產生的諸多併發症。所以我一再強調，身為父母，對兒童近視不能放任不管，一旦讓孩子變成高度近視者就後悔莫及了。

近視了怎麼辦？

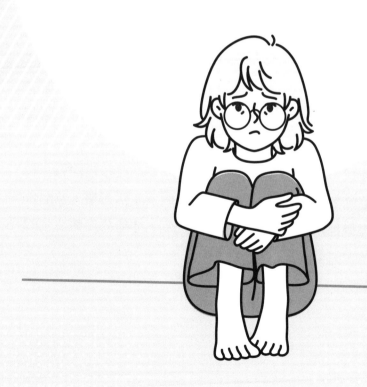

01 孩子一旦近視，就無法回復正常！

//

一旦經散瞳驗光檢查後，確定為真近視，度數就不可能消失，再也無法回復到沒有近視的狀態。

有些家長聽到小孩近視，都難以置信自己的孩子會近視，又聽到醫生說不會回復，便開始尋求各種偏方及民俗療法，花了許多冤枉錢，拿自己小孩做實驗。等過了一年，度數又增加了 100 度，才再回來找醫生尋求控制。但這時度數已經增加，眼球的長度又增加了 0.3 毫米，真是賠了夫人又折兵，得不償失。

所以一旦有了近視，家長和小朋友都要積極面對，看醫師散瞳驗光，採取正確的用眼及生活習慣，並配合醫師採用正統實證醫學治療控制，才能將度數惡化的情況減至最低。

02 孩子近視需不能只配眼鏡，需要就醫治療！

//

有些家長認為小朋友近視只要幫他配副眼鏡，這樣就沒事了，也算是治療近視。類似這樣的觀念是需要導正的，因為配一般眼鏡只能治標，並沒有治本，孩子的近視會一直惡化。

在門診，有時會碰到因為這種觀念的耽誤，而讓一些只有十九、二十歲的年輕人，近視發展到近千度，挽救都來不及。

一般近視眼鏡只是輔助視力的器具，用來讓孩子能看清楚東西，但對兒童近視度數的惡化沒有幫助。小孩一旦近視，如果沒有適當治療控制，度數就會像爬樓梯一樣，持續增加下去，一直要到二十歲才會緩和下來。不趁小時候積極控制，等日後度數越深，併發症就會越多，這時候再治療就來不及了。

03 兒童近視如何治療和控制

//

對於已經近視的孩子，控制近視的治療方法至關重要，根據實證醫學的結論提出以下建議。首先，藥物方法，低濃度阿托平（0.05～0.01% 長效型散瞳劑）仍然是目前唯一有效的藥物，極少有副作用，在醫學界相當推薦使用低濃度的阿托平來控制近視。

光學控制近視的方法中，角膜塑形鏡片也是實證醫學有效的方法，但應當注意預防感染的發生，建議用 75% 酒精洗手消毒後再配戴，眼鏡水盒一至三個月要更換一個新的，減少細菌藏匿。日拋治療型隱形眼鏡也獲得食藥署的近視控制之適應症，要注意每日配戴後要丟棄，不要隔天再使用。治療性的眼鏡（離焦鏡片），鏡片上有多達數百個以上的微凸透鏡，控制的效果也能達到 50% 以上，需要醫師驗配監控度術變化。

戶外活動都可以搭配所有的治療，對於控制度數應該會有加成的效果。請見書末「兒童近視如何治療」。

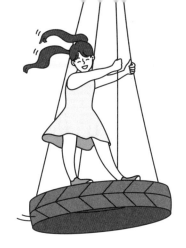

15 歲以下小朋友驗光必須要在眼科醫師指示教導下為
之，對於近視病需要醫師的處方，而非只是到眼鏡行，
這些治療方法可能有效地控制近視的惡化，但每個孩
子對於治療效果反應不一，有個體化的差異，一定要
看眼科醫師與之討論。定期散瞳度數監控，了解孩子
最適合控制的方法，對於已經近視的孩子來說是重要
的措施。

眼睛小知識

1. 保護兒童視力，要把握看得輕鬆又清楚的原則。
2. 對輕度近視的兒童來說，看近物時可以不戴眼鏡，
   等看遠物不清楚時才戴上眼鏡輔助。
3. 眼鏡只是輔具，幫忙減少視物不清楚的不便。兒童
   近視是一種會惡化的慢性病，仍須配合醫師做好控
   制。

04 如何知道近視已被控制住了？多久追蹤一次？

//

大部分兒童是採用阿托平眼藥水來控制近視，但控制情況會因人而異，因此點藥後還要持續請眼科醫師檢查近視狀況。除了持續每天點藥外，至少每半年要追蹤一次度數，如果更密集追蹤的話，至少三個月要驗一次度數。

在沒有控制的情況下，近視的小朋友一年大概會增加100度（即半年50度），一般來說，按時點藥後會減緩度數增加的速度。因此，如果半年度數增加50度以上，就表示點藥情況效果不佳，可能要增加戶外時間、注意生活習慣、提高藥水濃度，或更換另一種控制方式；如果半年增加25度，表示需要密集觀察度數變化；如果一年增加的度數能夠不超過25度，那就表示近視控制得非常好。要知道近視控制是否有成效，需要每三個月或半年請眼科醫師檢查，才不會徒勞無功地讓近視度數繼續惡化。

05 小朋友不可以做
近視手術

//

衛福部規定，未成年者不得施行雷射近視手術。

兒童一旦近視，近視度數平均十年會很有機會增加到
1000 度。國中國小近視族每年約增加 100 度，高中生
每年增加 50 度，直到 20 歲後，近視度數才會停止快
速增加。

如果在度數增加明顯的兒童及青少年時期就動雷射近
視手術，日後度數勢必還會持續加深，那麼手術就等
於無用了，最後還是得戴上眼鏡。所以衛生署規定未
成年者不能動雷射近視手術，此外這種手術是利用雷
射在眼角膜上做精準的削平，近視（眼軸拉長）的病
灶還在。因此，還是趁小朋友近視度數不高時好好控
制，防堵變成高度近視者才是上上之策。

另外，已經接受過雷射近視手術者，因為眼角膜已經
改變弧度跟厚度，就不能再捐眼角膜器官捐贈給他人。

穴道按摩及物理治療對近視控制沒有幫助

新加坡及台灣各做過一個研究，結果顯示穴道按摩對近視惡化沒有什麼幫助。如果真的說穴道按摩對近視有什麼好處，只能說有中斷近距離用眼，但是效果不如起身到戶外走走來得有效。穴道按摩對乾眼症可能有些幫助，但對近視惡化卻沒有效果。此外，坊間還有一些物理治療，透過訓練副交感神經的反應，來訓練把瞳孔變小，造成針孔成像效應而讓視力變好。問題是，瞳孔在縮小時，眼睛是用力的，過一段日子近視度數反而會增加，此時瞳孔的針孔效應無法應付加深的度數，視力便會更模糊，增加的近視度數也無法恢復了。

家長一定要知道，對於小朋友的近視控制還是要有醫學根據，千萬不要聽信坊間奇奇怪怪的方法。如果真的是有效的控制近視方法，一定會有學者將研究成果在有公信力的醫學雜誌上發表，然後醫院會依循醫學實證來為患者治療。因此，保護孩童的視力，千萬不能道聽塗說，以免反而害了孩子。

動態式透鏡視力訓練法，
可減緩近視度數增加嗎？

動態式透鏡視力訓練法是透過一種視力訓練機器，運用近視形成原因的反向原理來訓練用眼，以減緩近視度數增加。

我們近距離視物時，眼睛會有三種動作用力，包括：瞳孔縮小、睫狀肌收縮及內直肌用力。這種戴在頭上的機器，是利用稜鏡片的效果來讓眼肌放鬆，以治療調節性近視，理論上似乎可行，但是否真的能讓睫狀肌放鬆就不得而知了。

由於目前尚未有相關嚴謹的臨床對照研究結果，而且小朋友也比較難有恆心每天都持續使用，倒不如敦促小朋友認真實行 3010 法則（近距離用眼 30 分鐘，休息看遠 10 分鐘），以及多帶小朋友每天去戶外運動120 分鐘，更為實際有用。

08 近視 150 度，就需要配戴眼鏡

//

家長不願讓小朋友戴近視眼鏡，一來是因為面子問題，覺得小孩年紀那麼小就近視會被笑話，二來也不忍心看到年幼的孩子戴上眼鏡。還有一個原因是，有的家長認為眼鏡一戴上就一輩子別想拿下來了。所以就算孩子確實近視了，對於配眼鏡也會一拖再拖。

其實，不管是戴眼鏡或沒戴眼鏡，在臨床研究上發現這對度數增加並沒有很大的影響。也就是說，不論小朋友有沒有戴眼鏡，一旦近視，度數就是會持續增加。

至於孩子什麼時候需要配戴眼鏡呢？一般來說，度數在 150 度左右就需要戴眼鏡了。這個時候遠距離的東西看不清楚，常常會瞇著眼皺著眉，藉由針孔效應來暫時看得清楚。如果不配戴眼鏡，不僅會影響到學習，而且經常瞇著眼看東西，度數增加的速度還可能會更快。

以作者的門診經驗，有些近視的小朋友一直撐著不配眼鏡，度數仍然增加得很快，等到了 300 度看不清楚了，才不得不配眼鏡。國外有一種導致近視的理論，稱之為「模糊理論」。他們在雞、猴子等動物的眼睛前面加了一個半透明眼罩，讓牠們看東西都模模糊糊的，過一陣子後就會誘發近視。同理可知，「模糊理論」套用在沒有配眼鏡的近視兒童身上，也可能會誘發近視度數加深。

此外，一直看不清楚影像，會習慣用力瞇著眼看，這會讓眼睛負責調節能力的睫狀肌一直在收縮用力，形成假性近視的情況，日子一久，可能誘發真近視及近視度數加深。對於輕度近視的兒童來說，可以在看遠物不清楚時才戴上眼鏡，看近物時可以不戴眼鏡，也就是以看得輕鬆又清楚為原則。

如果小朋友看電視都要貼近電視前面，或抱怨看不清楚及有瞇眼看東西的習慣時，適時配一副眼鏡是有幫助的。要注意的是，眼鏡只是輔具，幫我們減少日常生活因為看不清楚帶來的不便，但兒童近視是一種慢性會惡化的疾病，不能只有輔具的協助，仍須配合醫師來做疾病惡化的控制。

眼鏡度數不要配超過

//

成年人如果以近距離用眼的工作為主的話,眼鏡度數可以少配個 25 度,以減少眼睛負擔。如果是小朋友要請醫師散瞳驗光,才不會把假性近視的度數也配進去,會惡化近視度數。

近視度數在 200 至 300 度以內,近距離的眼部活動,比如看書、寫作業時可以不用戴上眼鏡,但看遠物視力模糊時,最好是戴上配足度數的眼鏡,讓他能夠看得清楚。

西方的近視研究中有個「模糊理論」,該研究指出視物模糊或度數配超過,會導致近視或是度數加深。所以不論看遠看近,都要以看得清楚又輕鬆為原則。

近視不可逆，
看不清楚可配戴眼鏡

//

有些家長聽說小孩一戴眼鏡就要戴一輩子，錯以為戴上眼鏡反而讓度數增加了。

眼鏡剛配好戴上是清楚的，這只是矯正，但是眼鏡後面的近視眼持續在惡化，需要治療。兒童一旦近視，如果不就醫加以控制，度數每年會增加 100 度，等過了一年變成 200 度，看中遠距離就會吃力，經常瞇著眼看，度數增加得更快，看不到黑板的字，也影響到了日常生活與課業學習。

配了眼鏡後再經一年，沒有好好接受治療，度數又增加了 100 度，一年比一年深，眼鏡更拿不下來了。所以，眼鏡需要的時候還是要配戴，但是一定要控制好度數增加的速度。目前的醫療科技也推出需要醫師驗配的治療性眼鏡，可以幫忙控制近視度數。如果兩年內散瞳度數增加 75 度仍可免費換片的保證，目的就是配合醫師治療及長期監控度數，降低孩子日後成為高度近視族群的機率。

11 近視合併散光，要配散光度數嗎？

//

散光度數若不高，可以不用配散光度數，只配近視度數即可。

眼角膜是眼球最前端的凸透鏡，如形狀為圓，就不會產生散光。但因為眼皮的存在，大部分人的角膜形狀天生都有點橢圓形，所以一般人或多或少都有點散光。

如果散光度數在 100 度以下，尚屬正常範圍之內，配眼鏡時可以取散光度數的一半當近視度數，加到原本的近視度數上（此稱之為「球面當量度數」），這樣就不用加配散光鏡片（比如近視 300 度、散光 50 度，可以配近視度數 325 的鏡片）。但如果散光度數太深，就要配足散光度數，以免看東西有雙影的現象。

幼稚園小朋友的散光度數如果超過 200 度，就是高度散光，常會引起弱視，必須在三～六歲的黃金期（此時視覺系統尚在發育）儘快先就醫檢查是否有引起弱視，需配戴散光眼鏡矯正，以免錯過治療的黃金期。

12 坊間的近視控制鏡片是什麼？

//

鏡片廠商在早期推出的像老花眼用的多焦點鏡片，使用在兒童，研究結果指出，這種多焦點鏡片無法控制近視度數增加。

新的醫療科技也推出需要醫師驗配的治療性的鏡片，包括隱形眼鏡及治療性框架眼鏡，隱形眼鏡包括角膜塑型鏡片及日拋雙焦軟式隱形眼鏡；治療性框架眼鏡是鏡片上有數百顆以上的微凸透鏡，可以幫忙控制近視度數，配合醫師治療，達到每年至少減少 50 度的惡化。配合醫師治療及長期監控度數，降低孩子日後成為高度近視族群的機率。

13 「兒童近視控制治療性鏡片」才能有效控制近視度數

//

近視控制鏡片是一種針對小朋友臉型所設計的多焦點鏡片，看遠的時候有看遠的度數，而看近物時則又是另一個度數，類似老花眼鏡的設計。

這種鏡片對於近視控制真的有幫助嗎？在美國有一項進行五年的研究結果顯示，三年後，實驗組對照組度數都持續增加，到了第三年末，兩組小朋友的度數還是只相差了 20 度。臨床上來說，三年後一個兒童近視 280 度，另一個近視 300 度，其實是沒有差別的。這種多焦點鏡片實際上對近視度數是沒有辦法達到有效控制的。

而目前較新的「治療性眼鏡」，鏡片上面有數百個以上的微凸透鏡，有達到 50% 控制近視度數惡化的效果，但是要醫師的散瞳檢查、處方跟監控之下才可以為之。

兒童用的近視眼鏡，
建議使用不碎裂的太空鏡片

以往配的近視眼鏡大都是玻璃鏡片，好處是比較不易產生磨損的刮痕，缺點則是易碎，一旦受到撞擊，尖銳的玻璃碎片可能會傷到眼睛。還有玻璃鏡片的重量也偏重，所以目前比較少用玻璃鏡片。

樹脂鏡片也稱為安全鏡片，好處是重量較輕也較耐撞擊；缺點是不像玻璃鏡片耐磨，小朋友不會保護鏡片，一旦磨損得厲害，看出去的視野都會是模糊的，就要另換一副眼鏡使用。另外，樹脂鏡片也是會因為撞擊而破裂，在兒童使用仍有安全上的疑慮。

太空鏡片的價格較貴，材質是聚碳酸酯（polycarbonate），俗稱 PC 鏡片。太空鏡片最耐撞擊、最不易碎裂，但也和安全樹脂鏡片一樣不耐磨，鏡片表面容易刮傷。

對好動的小朋友來說，最安全的選擇是太空鏡片，其次為樹脂鏡片。如果是價格考量，選擇樹脂鏡片對一般活動已經足夠，但仍要避免高速撞擊的活動或意外。

15 選用孩子鏡框的注意原則

///

兒童臉部比較小，鏡框的寬度要選擇較窄的，材質則有塑膠和金屬兩種。建議好動的小朋友可選塑膠框，而文靜型的小朋友可配金屬框。小朋友如果活潑好動，金屬鏡框比較容易歪掉，鼻墊也可能容易刮傷眼睛。而塑膠鏡框的鼻墊和鏡架是一體成型的，也較耐撞，鏡架比較不易歪掉。此外，挑金屬鏡框時，要注意材質的含鎳量，含鎳過高容易引發皮膚過敏。

家長要記得叮嚀小朋友，最好用雙手取下眼鏡，如果常常用單手拿，鏡框經常會歪斜，需要重新調整。要提醒家長的是，小朋友的鼻子較塌扁，眼鏡容易滑落，如果眼睛位置不在鏡片中央的話，視力品質就會下降。因此配眼鏡時，可在眼鏡腳的地方多加一個軟墊勾，幫忙鏡框固定在臉上。

如果小朋友正在點散瞳劑，可以選擇變色鏡片或附帶有前掛式太陽眼鏡鏡片的鏡框組，陽光較強時，可以戴上前掛式太陽眼鏡來遮擋光線。

硬式隱形眼鏡
不能控制近視

白天戴的硬式隱形眼鏡不能控制近視，研究顯示，經過配戴硬式隱形眼鏡三年後，介入組與對照組的小朋友，眼軸的長度都增加了，而且兩組之間並沒有顯著差別。

也就是說，不論是一般白天的硬式或一般軟式隱形眼鏡都沒有辦法控制近視的惡化。

眼睛小知識

1. 配戴隱形眼鏡前，用 75% 酒精消毒雙手。
2. 自來水或口水中都有細菌，避免碰觸。
3. 隱形眼鏡盒要定期更換。

17 配戴隱形眼鏡的注意事項

//

如果是週拋、月拋這種比較長期的隱形眼鏡，每天清洗的時候一定要用手去搓，因為隱形眼鏡戴久了之後會有一些分泌物、蛋白質卡在鏡片上面，這時候細菌就會藏在裡面。物理性的搓洗是醫師都會推薦的方式，搓洗之後再用清潔液做清潔。

大家可能會有疑問，戴隱形眼鏡時，明明都洗完手再來配戴，為什麼還是會感染，甚至還感染嚴重的綠膿桿菌或阿米巴原蟲？

其實，綠膿桿菌在水裡都會有，一旦感染兩天之後，眼角膜就會破、會穿孔；阿米巴原蟲則是藏在角膜裡面，慢慢地讓眼角膜混濁，很痛且非常難治療。所以在戴隱形眼鏡時，要記得不是只有洗手而已，最好要再用 75% 酒精消毒液把手消毒一下，是最保險的作法。

配戴隱形眼鏡常見的併發症有：

1. **角膜水腫：**因長期配戴時間過長、配戴太緊、淚液分泌太少而引起。

2. **角膜上皮缺損或點狀角膜炎：**清潔不當或是配戴太久引起角膜缺氧，一天不可超過 8 小時，若阿米巴細菌感染，治療不好就有可能會需要換眼角膜的風險。

另外就是日拋每天 8 小時就丟掉，不要變成週拋。週拋、月拋甚至比較長年的類型，每天要好好搓洗，才能夠保持眼睛的健康。

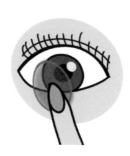

18 「針孔式」眼鏡不能治療近視、散光

//

市售的「針孔式」眼鏡，完全無法治療近視和散光。

網購商品針孔式眼鏡只是利用針孔成像的物理原理，讓我們能看得更清楚（就像從一個孔洞中看出去，會看得比較清楚一樣），但無法改善近視和散光，一旦不使用這種針孔式眼鏡，視力還是一樣模糊。

近視度數跟散光度數是無法恢復的，所以詐稱可以治療近視跟散光的廣告都是騙人的。戴上針孔式眼鏡會看得比較清楚只是假象，且一般人平常是不會戴著這種眼鏡出門的。

19 配戴角膜塑型鏡片的注意事項

///

角膜塑型鏡片原本是美國食品藥品管理局（FDA）核准給成人使用的，是專為白天不想戴隱形眼鏡的成人設計的一種硬式隱形眼鏡，後來亞洲發現，角膜塑型鏡片也可用來控制兒童近視惡化，控制近視的效果跟散瞳劑阿托平差不多。

配戴角膜塑型鏡片的矯正方式，好處是白天不用戴眼鏡也能看得清楚，而且不會有怕光困擾，所以一旦配戴習慣，小朋友會喜歡戴。至於缺點包括：最怕感染，配戴前要用 75% 酒精消毒雙手，最好家長能幫孩子清潔鏡片，可以增進親子關係，也比較不會感染，因為一旦感染也可能導致失明。此外到了晚上矯正度數效果逐漸消失、每天晚上都要戴著睡覺，對隱形眼鏡過敏的人也不適合戴。

該鏡片不適合九歲以下兒童使用，眼睛過敏者也不適用，配戴時必須經由眼科專業醫師檢查及處方判斷。

20 配戴角膜塑型，還是要定期追蹤眼軸長

///

角膜塑型鏡片每晚睡覺時配戴，利用硬式隱形眼鏡的弧度設計去按摩眼角膜，使角膜的表面變平，白天時就可看得清楚。但是隨著時間過去，到了下午、晚上時，壓平的角膜部分又慢慢回復，原本近視的度數回來了，所以又看不清楚了。因此，角膜塑型片每晚睡覺都要戴，才能在每天白天有良好的視力。角膜塑型鏡片如果控制得當，可以好幾年都不用更換。

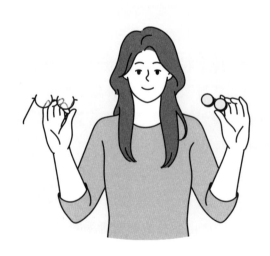

但是配戴了角膜塑型鏡片以後，因為角膜弧度改變，電腦驗光的度數就不準確，無法量出真實的近視度數，這時就需要請醫師協助測量眼睛的軸長，來監控近視度數的惡化，換算的公式是眼軸長每增加 0.1mm，近視大約會增加 25 度。

但並不是每個兒童戴上角膜塑型片，都能把近視度數（眼軸長）控制得很好，如果戴了幾個月後，出現白天視力一天比一天差的現象，就表示度數還在增加。發生這種情況，可能與醫師討論合併使用低濃度阿托平眼藥水，有加成控制效果，另外也要增加戶外活動的時間，日常生活也要遵守 3010 的保健方法，才可能控制度數不再惡化。

眼睛小知識

要提醒家長注意的是，角膜塑型鏡片要特別注重清潔保養及衛生，否則可能導致角膜感染。

一旦細菌入侵眼角膜，可能會潰爛化膿，輕者影響視力，嚴重者可能要移植眼角膜、甚至失明。因此，家長務必要協助兒童做好消毒清潔工作，萬一小朋友眼睛有紅痛症狀，要儘速就醫，絕對不能拖延。

21 有過敏體質的人可以配戴角膜塑型片嗎？

/ /

有過敏體質的人，在鼻子表現的病狀是過敏性鼻炎，在氣管表現的病狀可能是氣喘，而在眼睛表現的病狀則通常是過敏性結膜炎。

小朋友如果有過敏性結膜炎，眼睛常常會發癢或有刺痛感，導致小朋友常會用手揉眼睛。檢查結膜位置，可發現在靠近上下眼瞼的內側有一些濾泡，嚴重發炎會產生巨大濾泡。

有過敏性結膜炎的小朋友必須先治療，等症狀緩解後，才能開始配戴角膜塑型鏡片。角膜塑型鏡片就像硬式隱形眼鏡一樣，對眼睛來說是異物，自然會引起排斥，因此引發過敏的機會很高，萬一小朋友的過敏性結膜炎很嚴重，就不建議他配戴角膜塑型鏡片來治療近視。

還有一種情形是：小朋友在配戴角膜塑型鏡片期間引發了過敏性結膜炎，造成眼睛紅痛，這時必須要停戴一陣子，等徹底治療好後再配戴，以免一再復發。

22 兒童驗光前 需要點散瞳劑

//

幫小朋友檢查視力時，如果是使用視力表距離五或六公尺來測量視力及視覺的能力（也就是視覺的功能），不需點散瞳劑。但若是要得知度數，就需要電腦驗光。

然而，兒童因為眼睛有較強的調節能力，驗光時常因為靠近儀器，睫狀肌常會不自主過度用力，而有假性近視的誤判度數。所以電腦驗光前若沒有散瞳，常會包含一兩百度的假性近視成分，難以判斷是否真有近視或遠視儲備的額度。因此眼科醫師通常會在驗光前，先幫小朋友點散瞳劑再驗光，以確認真實準確的度數。

點散瞳劑讓睫狀肌放鬆，通常需要 30 分鐘時間，剛點藥眼睛有時會有輕微的刺痛感，瞳孔因放鬆放大而有畏光、看近視力模糊等現象，一般經過 3 ～ 6 小時後即可恢復正常。

23 散瞳劑控制近視的選擇

//

目前的散瞳劑可以依照藥效持續的時間，簡單地歸類為三種，即短效、中效、長效三種散瞳劑。

短效型散瞳劑（Tropicamide，托平卡胺），效果可以持續 6 小時，臨床的研究結果顯示，這種短效型散瞳劑對近視控制沒有幫助，平常用來散瞳檢查使用。中效型散瞳劑（Cyclopetolate，環噴托酯），藥效可持續 12 ～ 48 小時，它對近視控制的效果也有限，且短效跟中效型散瞳劑點藥時會有刺痛感，小朋友比較排斥。

長效型散瞳劑「阿托平」（Atropine），不僅對近視的控制相當有效，而且點藥時，眼睛也不會有刺痛感，是目前用於近視控制最主要的眼藥水。依照不同濃度，其散瞳效果長短不等（低濃度有的只有幾小時，高濃度可能持續 7 ～ 10 天），目前國際上對於治療近視，建議以低濃度阿托平眼藥水，可以達到有效的控制效果，而且幾乎不太會有畏光看近模糊的副作用。

持續點散瞳劑，為何近視度數還在增加？

//

低濃度阿托平藥水雖然在近視控制上頗有成效，但不見得對每個人都有效，近視的小朋友除點藥治療外，還要配合良好的生活及用眼習慣，減少長時間近距離用眼的活動，平日下課休息時要到戶外活動，家長假日時也要多帶小朋友到戶外走走望遠。

有些小朋友對阿托平散瞳劑的治療效果沒有很好，可能是體質關係。如果點藥後，近視度數還是一直增加，醫師可能會提高藥水濃度，或甚至考慮採用其他近視控制方法，例如角膜塑型術等。

25 孩子不肯點散瞳劑怎麼辦

//

別怕散瞳,散瞳是讓眼睛放鬆。有些孩子因為較高濃度而畏光,不肯點散瞳劑。低濃度 0.01%、0.05% 阿托平眼藥水不太會畏光,其他更高濃度的散瞳劑點藥後因為瞳孔較大,大量光線得以進入眼球,因此小朋友會有怕光畏光的反應,此時有些保護措施一定要做好,包括:

1. **戴帽或戴抗紫外線的遮陽帽**:戴帽可以遮掉一半的陽光。戴專用的遮陽帽更好,但一定要確定有抗紫外線功能,這種帽子可以把帽沿拉下來整個遮住眼睛部分,但仍然可以看得到眼睛前面的物體。

2. **撐傘的效果也不錯。**

3. **戴太陽眼鏡**:同樣注意要有抗紫外線功能,避免讓陽光中有害的光線進入眼睛而造成反效果。

4. **戴變色鏡片**：上課時，有時無法戴太陽眼鏡，這時變色鏡片就能派上用場。這種鏡片在戶外會變黑，室內時會變透明，對小朋友來說，這種鏡片又酷又方便，應該不會忘記帶出門。

倘若實在無法適應怕光症狀，可以考慮採用光學治療的方法，例如角膜塑型鏡片、日拋治療性軟式隱形眼鏡、或治療性框架眼鏡。角膜塑型鏡片只需要晚上戴著睡覺，白天不用再戴，也不會有怕光的副作用。

眼睛小知識

散瞳是讓眼睛放鬆，作者為此在 Youtube 頻道中製作了宣導短片：〈別怕散瞳〉

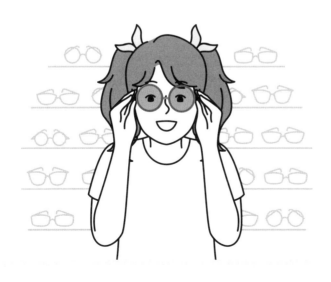

26 點散瞳劑治療近視，會不會有副作用？

//

國外曾經以濃度 1% 的阿托平眼藥水（比目前國內常使用的濃度要高出許多）做過研究，治療 11 年後的追蹤結果，並沒有明顯的全身性或嚴重的副作用，唯一明顯的是眼睛有畏光怕光的症狀；也有少部分兒童看近時會有視力模糊的現象。

根據中華民國眼科醫學會的資料，散瞳劑（睫狀肌麻痺鬆弛劑）可能會引起的副作用機率極低。有些人會擔心可能引發青光眼，其實點用散瞳劑引發急性青光眼多發生在老年人身上，其機率為兩萬分之三或更低，但其他副作用，例如結膜充血、眼壓上升、口乾、頭痛、點狀性角膜炎、中樞系統干擾等，都相當罕見。

小朋友點散瞳劑沒辦法持之以恆的原因，第一就是每天都要點，有時會忘記；第二就是會畏光、怕光。畏光是因為散瞳後瞳孔較大，太多光線進入眼睛之故，但是低濃度阿托平眼藥水點完後，幾乎不太會畏光。

點散瞳劑本身並不會導致白內障，但要小心的是，隨著較多光線進入眼睛，同時會伴隨過量的紫外線，如果缺乏防範，理論上可能會提早發生白內障，或可能導致視網膜的黃斑病變。為了控制孩子近視，點藥及做好眼睛防曬是我們可以做得到的。

因此，正在進行點藥治療及控制近視的小朋友，父母要提醒他們做好眼睛「防曬」的保護措施：出門要戴帽子、撐傘或是戴太陽眼鏡。目前在門診常建議的做法是配戴變色鏡片，高雄長庚紀念醫院兒童眼科的研究發現，配戴變色鏡片的小朋友九成以上都覺得效果很好，比較不怕光，也比較有意願持續點眼藥水。

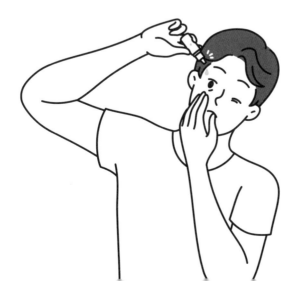

27 阿托平散瞳劑有不同的濃度嗎？有何差別？

/ /

治療兒童近視使用的阿托平散瞳劑，有 1%、0.5%、0.25%、0.1%、0.05% 及 0.01% 不同濃度，根據國際上的研究顯示，發現對近視控制的副作用小及效果最好的是 0.05%。

但在陽光較強的中南部，很多小朋友因為畏光嚴重，無法接受高濃度的阿托平散瞳劑的治療，據高雄長庚紀念醫院兒童眼科發表的成果，可以得知低濃度 0.05% ～ 0.1% 阿托平對近視度數控制的效果也非常好：沒有點阿托平的小朋友一年度數增加 75 度，有點藥的小朋友一年增加 28 度，效果相當顯著。持續治療十年，就可以減少高度近視的人口。

在這些研究發現，大部分小朋友對阿托平的反應很好，不需要用到高濃度藥水，近視就能獲得控制。但臨床上也有一些小朋友雖然也在點藥，但度數還是持續增加，這時會建議增加戶外活動的時間，或是可以考慮調高濃度或其他光學的治療。

長期使用散瞳劑會不會造成抗藥性？

///

由於使用阿托平控制兒童近視度數，一般都從低濃度（0.01% 或 0.05%）開始使用，加上劑量低（每次只要點一滴），因此不用擔心會有抗藥性問題。

新加坡曾有研究指出，若連續點用高濃度 1% 的阿托平三年後停用一年，在這停用的第四年中，近視度數增加的幅度會比沒有點藥的另一組還要多。這有可能是實驗的誤差、停止點藥，反而讓度數增加較快或是長期點用高濃度的阿托平眼藥水，突然停用後導致度數反彈的反效果。但整體而言，點藥組的度數增加幅度，仍然比沒有治療的對照組還低。

目前多篇文獻報導的低濃度阿托平，有可能減輕或延緩度數反彈的問題，若是近視兒童對低濃度阿托平有效，不一定一開始就要使用高濃度阿托平，而且最好長期控制、定期追蹤，以免度數又反彈上升。要提醒家長的是，兒童近視點藥一定要請醫師評估後按指示使用，切勿自行購買成藥使用。

29 阿托平散瞳劑一定每天都要點嗎？

///

門診曾遇到有家長擔心小朋友上體育課時會畏光，所以前一天晚上就不點藥，長期追蹤下來，發現小朋友的度數仍有持續增加的現象。

雖然這只是個案，還是建議每天晚上都要點藥。如果小朋友隔天要在戶外上體育課，變通的做法是前一晚提早點藥（比如太陽下山後就點藥），讓瞳孔放大的效果提早結束，上體育課時就比較不畏光。另外也要記得戴帽子或加上太陽眼鏡保護眼睛，也可以改善畏光症狀。

上體育課或假日戶外活動多時，如果真的畏光嚴重需要暫停點藥，也要與醫師配合，定期追蹤近視度數的變化。

近視不能只靠點藥來控制

//

有些小朋友一直在點藥治療並控制近視，但度數還是一直在增加，為什麼？其實除了點藥，家長還要留意小朋友的日常生活形態，包括小朋友的戶外活動習慣、用眼習慣及作息時間等都要嚴加督促，以便雙管其下有效地控制度數。

如果只是仗著有點藥，不知節制地看書、打電腦、看電視，這樣長時間近距離用眼，就算持續點藥治療，度數還是會一直增加。所以小朋友治療近視，除了按照醫囑點藥以外，建議每天要有 120 分鐘的戶外活動，平日下課休息時間及假日也要多到戶外走走，接觸綠草如茵、海闊天空的世界；同時平常放學後，室內的近距離用眼活動，也要把握「3010」的原則（每用眼 30 分鐘要休息 10 分鐘），近視才能得到有效控制。

31 兒童點藥控制近視，
最好用藥到青春期結束

//

如果孩子在七、八歲時就近視，近視度數會隨著年紀持續增加，每年大約增加 100 度，一直到青春期結束才會減緩。所以對抗近視要有長期抗戰的心理準備，不要讓度數一路增加，因此孩童點藥控制近視，最好要到青春期結束（大概 18 ～ 20 歲）後，等度數增加速度減緩下來時才停藥。在點藥控制下，一年度數大約只增加 25 度，這段期間視力仍要注意保健，加強戶外活動並做好眼睛防曬，避免長時間近距離使用眼睛。

此外，在青春期前的這段時間，也要定期追蹤孩子度數惡化的速度，醫師會根據度數增加的情況，使用不同濃度的阿托平藥水加以控制。這段期間，家長扮演了很重要的角色，因為小朋友比較沒有耐心，通常要靠家長時時提醒，最後才能養成每天點藥的習慣。

幫孩子點藥水的妙招

很多小朋友害怕點眼藥水，家長也對幫小孩點藥很困擾。正確的做法是：幫孩子點藥前，先將雙手洗乾淨，請小朋友往上看（這樣比較不會怕），將他的下眼瞼往下拉，藥水不用一定要滴在眼球上，可以滴在眼瞼與眼球之間的凹陷處，藥水點一滴就可以了，點完後再用面紙將眼睛周圍擦乾。

另外，如果是點濃度較高的藥水，要防止全身性的吸收，可以在點完藥後馬上按住上下眼瞼的鼻側。上下眼瞼的鼻側內有淚孔，按住後可以防止藥水流入鼻腔，大幅減少全身性的吸收。

只要小朋友覺得舒服，不論躺著點藥或是坐著點藥都可以，能夠順利將藥水滴入小朋友眼睛，都是好方法。

此外，如果是小朋友自己點眼藥，常常都會忘記，家長要時時提醒。或者安排一個固定的點藥時間，比如

晚上睡前刷牙時，順便點藥水，保養牙齒也保養眼睛，這樣就比較不容易忘記。另外，善用鬧鐘提醒（現在手機也可以設定每天定時的鬧鈴時間），這樣家長也就不會忘記提醒或幫孩子點藥。有些小朋友較畏光，也可提早至晚餐後就點藥，也比較不會忘記。

從另外一個角度來看，父母幫孩子點藥，也是另一種親子活動，可以增進彼此之間的感情，一起來戰勝近視。

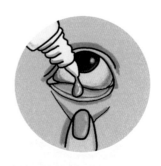

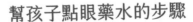
眼睛小知識

幫孩子點眼藥水的步驟

Step1　雙手洗乾淨，以免經手指接觸感染。

Step2　孩子頭部向上仰，眼睛向上看。

Step3　用一手的指頭往下撐開孩子的下眼皮。

Step4　另一手拿藥水，對準眼瞼與眼球之間的凹陷處擠出一滴藥水。（注意瓶口不可接觸到眼睛或睫毛，以防止弄髒藥水瓶）。

Step5　以衛生紙將未被吸收的眼藥水及淚水擦拭乾淨。

阿托平眼藥水的保存期限是多久？如何存放？

/ /

一般而言，大部分的藥水開瓶後，都建議在一個月內使用完。台灣天氣悶熱潮濕，眼藥水更容易壞掉，建議可以放在冰箱冷藏，就可能持續使用一個半月。

根據臨床經驗，近視使用的阿托平眼藥水，點用前從瓶口往內檢視一下，若變質或疑有污染即應丟棄，另開新藥使用。除了要冷藏在冰箱存放，使用時也要先洗手後再打開瓶蓋，開瓶蓋及點藥時注意不要碰到瓶口，保持瓶口乾淨，不要受到污染。

要檢查藥水是否變質或遭受污染，可以注意瓶口處的藥水顏色是否不同。若是半透明狀的藥水瓶，可以看看是否變黃或變黑；有時受到黴菌污染時，會形成菌絲球沉在瓶底，可以多加注意。若是不透明的藥水瓶，可以從瓶口往內看，但比較不易檢查。

34 睡前點阿托平眼藥水，可以提早點藥

/ /

一般而言，阿托平都會建議晚上睡前點藥。主要原因是比較不易忘記，另一個原因是散瞳效果大概會在一小時後達到最大，並隨著時間慢慢消退，如果睡覺前點，低濃度的阿托平藥效大概持續 10 個鐘頭左右，隔天中午或下午時，小朋友就會比較不怕光。

其實散瞳劑不一定要在睡前點，傍晚或吃飽就可以先點，隔天早上就早恢復。有些小朋友看書寫功課可能會感到有點吃力，如果有這種情形，還是等到小朋友寫完功課後再點藥。家長除了讓點藥的小朋友戴上深色鏡片防護外，若是隔天早上有體育課，前一天就可提早點藥，不用等到睡前。

小朋友如果畏光症狀嚴重，也可以提早點藥，比如放學時太陽已經下山，就可以先點藥，到了隔天早上藥效已經快消退了，瞳孔沒有放那麼大，就比較不會畏光。

此外，近視度數在 200 ～ 300 度以內的小朋友，在點了散瞳劑後，看書時可以不用戴眼鏡；而如果是 400 ～ 500 度的小朋友，建議戴比目前度數約少 200 度的鏡片，這樣即使點藥，還是可以看書寫功課。

要一再提醒家長的是，白天戶外陽光強，太陽光的照度超過 10 萬米燭光（勒克司），午後陽光也有 1 萬米燭光以上，因此家長必須幫點散瞳劑的小朋友做好眼睛防護的保護措施。晚上在家裡，室內光線約有 300 多燭光，孩子畏光情況就沒有那麼明顯了。

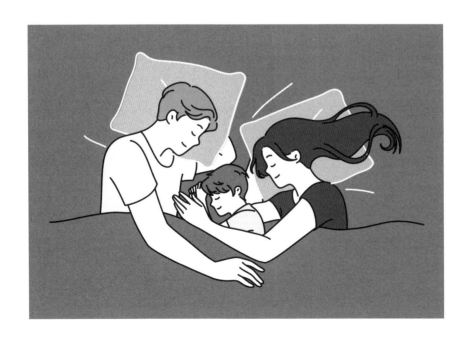

35 有些視力訓練中心為何要求小朋友不要點散瞳劑？

/ /

小朋友點藥散瞳後，就會出現真正的近視狀況，會打破訓練時針孔效應看得到的假象。

有些視力訓練中心所用的方法，是增強副交感神經的反應，讓瞳孔收縮，造成針孔成像的效果，小朋友就會看得比較清楚。相反的，睫狀肌鬆弛劑（散瞳劑）的作用是讓瞳孔放鬆放大，於是針孔效應沒有了，原本的近視度數就會現出原形。一般視力中心號稱視力經過訓練後可以看得更清楚，這只是假象，不是真的讓近視度數減少或消失。

或許有人會問：「只要能看清楚不就好了？」但要記得，兒童近視是會持續加深的，眼軸一旦拉長就無法回復，現在小朋友因為瞳孔收縮而能看清楚，但這只是暫時性的效果。一旦延誤點藥治療，等過一陣子度數加深就回不去了。況且，瞳孔收縮還有可能讓近視度數增加得更快，所以奉勸家長不要聽信一些沒有根據的做法，以免耽誤了小朋友治療及控制近視的時機。

降眼壓藥
無法控制近視

//

降眼壓藥無法使兒童近視度數不再增加！

有人把近視理論比喻為吹氣球理論，認為近視就像是吹氣球，氣球越吹越大，眼球也會越拉越長。所以有人想到：不想讓氣球繼續漲大，只要不再往氣球內灌氣就行，同理可證，如果把眼壓降下來，是否就能讓眼球不再拉長，從而達到控制近視的效果？後來研究顯示，降眼壓沒有辦法控制兒童近視度數增加，所以目前在使用藥物控制近視方面，仍然只有散瞳劑阿托平可以有效控制近視度數增加。

37 近視不能用縮瞳劑治療

//

有一種縮瞳劑可以降低眼壓，又能使瞳孔縮小，瞳孔縮小後，就算有一點近視，也能因為針孔效應而看得清楚。但實際上，近視度數還是一樣多，也就是說這種縮瞳劑可以使眼壓降低，卻沒辦法控制兒童近視度數的增加，收縮的瞳孔（眼睛會持續用力）反而讓度數容易增加。

因此，想利用這種縮瞳效果來增加視力的話，對近視族來說，無疑是殺雞取卵，雖然短時間能看得清楚，但是近視度數增加可能會越來越快。況且縮瞳劑有相當多的副作用，點久了可能導致瞳孔沾黏、視網膜剝離及白內障，所以不要亂點縮瞳劑，造成併發症就得不償失了。

3C 時代
用眼習慣大不同

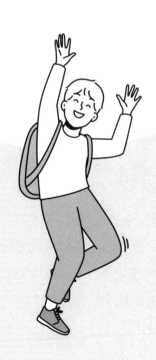

01 3C 產品對兒童視力的傷害遠甚於電視

//

現在流行上線學習，多媒體的學習方式雖然方便，但小朋友用 3C 產品的時間也明顯增長了，造成不少年幼的小朋友都成了近視一族。

門診時，有位家長本身是近視 1000 多度的高度近視者，她就很憂心她的小朋友因為長時間使用 3C 產品線上學習，會不會也會步上她的後塵？（她的小孩現在才小四，就已近視 600 度了）

她的憂心不是沒道理，我在門診常見到國小學童（甚至幼稚園幼兒），家長給他手機平板後沒多久就開始近視，而一旦近視後，度數增加就很難控制了。

兒童對 3C 產品缺乏自制力，一玩就停不下來，很容易上癮，若不加控管很快就會近視。而且等孩子玩上癮，家長更難控管，也容易造成親子關係緊張。家長要關心兒童使用 3C 產品的時間，一天不超過 1 小時，更要把握使用 30 分鐘休息 10 分鐘的原則。

什麼是藍光？藍光對眼睛造成什麼影響？

藍光在我們生活中無所不在，像是在電視、電腦、手機，日光燈等，對我們日常無形中造成影響。

可見光分為紅、橙、黃、綠、藍、靛、紫光，而不可見光為紫外線、紅外線等。波長大於 700 奈米稱為紅外線，波長小於 400 奈米的則稱為紫外線。（圖請參考前扉頁）

紫外線通常可被角膜及水晶體阻擋，對視網膜的影響較少，波長介於 400 到 500 奈米的藍光，是可見光中波長短能量強的光，通過角膜經過水晶體而到達視網膜，藍光能量被水晶體及視網膜吸收後，經由氧化產生自由基，若過度累積，造成細胞受損，進而導致白內障及黃斑部的傷害，視野可能會出現物體扭曲、變形或者對顏色感受異常，若未好好避免藍光傷害或及時治療，最終可能導致視力的永久受損。

03 遠視儲備足的孩子，比較不容易近視

//

遠視度數儲備較夠的兒童，將來比較不會近視。但如果遠視度數過深超過 300 度，要注意是否弱視。

一般而言，大部分幼兒及兒童都是輕度遠視，稱之為遠視儲備，有遠視當然不會同時又有近視。但幼兒如果遠視度數太深可能會導致弱視，看遠及看近都是模糊的。

在醫學上，遠視是用正號來表示，比如說，遠視 100 度表示為「＋ 1D」，D（diopter，屈光度）表示一百度；而近視用負號表示，近視 100 度就是「－ 1D」。如果沒有近視也沒有遠視，就是正視，以 0 來表示。

遠視（正值）可以被近視（負值）抵銷。先前提到國中小學童的近視會以每年 100 度（－ 1D）增加，所以若是一個原本遠視 100 度（＋ 1D）的兒童，若沒有多

從事白天的戶外活動，且用眼習慣不良，過了一年，遠視（＋1D）就會被近視抵光了，且很快變成近視。

用一個簡單的例子來比喻，遠視就像存款簿裡面的存款，幼兒幾乎大部分都是正值。如果缺少戶外活動，且近距離用眼過多，這些存款就會越來越少，甚至變成負值，如同負債，就是近視。而且這些負債會像銀行欠卡債有利息一樣，負債累積越來越多，也代表近視度數不斷地加深。

國民健康署建議，家長應該從孩子3、4歲開始，每年定期 1-2 次由眼科醫師進行視力及散瞳驗光檢查，以掌握孩子視力變化及遠視儲備情形，因幼兒眼睛多為 150 度以上之遠視，遠視度數就像孩子在視力存摺中的存款，可視為好視力之儲備度數，學齡前及小學低年級遠視至少應有 100 度以上，小學中高年級遠視儲備至少 50 度以上，較能抵抗近視發生。

簡單說，遠視與近視會抵銷。遠視就像存摺裡的存款，近視就像提款，如果不重視護眼，存款早晚會被提光，還會造成負值。

04 3C 時代，遠視儲備很重要！

遠視儲備是一個新的觀念。過去，我們常常認為孩子的視力度數會從遠視逐漸轉變為正視，再到近視，但事實上，當視力達到正視階段時，已經是近視的危險期。這意味著孩子的遠視儲備已經不足，這是一個新的危險因子。

我們必須密切監控孩子視力度數的變化。在小學低年級和幼稚園，遠視儲備至少應該超過 100 度才算安全；而在中高年級，則至少應該超過 50 度以上，這樣才能更有效地抵抗近視的發生。此外，對於已經近視的孩子，我們也不應放棄，因為只要採取適當的控制和治療措施，他們仍有機會避免成為高度近視患者。

眼睛小知識

國健署宣導遠視儲備的保健衛教影片：
〈Eye 的保衛戰〉

如何避免藍光
對眼睛的傷害

藍光對眼睛的傷害已被確定，因此在使用 3C 產品時應該注意控制時間。根據國民健康署的建議，兩歲以下的幼兒不應接觸螢幕，而兩歲以上的兒童一天使用 3C 產品的時間不應超過一小時，並且每 30 分鐘應該進行休息。

藍光容易導致黃斑部病變和白內障。在使用手機和平板電腦時，也應該注意減少藍光的危害。國民健康署建議在購買燈泡時選擇色溫在 4000K 以下的偏暖色系，並留意產品上的註記。此外，許多手機和平板電腦都配備了夜間模式，可將螢幕顯示調整為較暗的色調，以減少藍光的影響。

06 不要在黑暗中使用 3C 產品

會發出藍光的 3C 產品，強烈建議不要在暗室使用。一般來說黃光和藍光互補，就可能讓藍光減少，但是在暗室沒有其他環境的黃色光源互補抵銷，眼睛就會把所有的藍光全部都吸收進去，對眼睛非常不好。

藍光會導致水晶體慢慢變成棕色的，甚至後來變成白色，也就是俗稱的白內障，這時就必須手術更換人工的水晶體。人工水晶體有透明的、也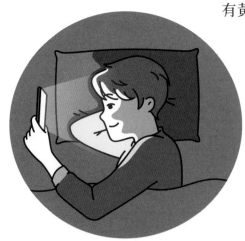有黃色的，有研究顯示，黃色水晶體對老年黃斑部病變的減緩效果較佳，所以目前在手術白內障的病患，可以選擇黃色的水晶體，對黃斑部較有保護的效果。

07 如何控制 3C 使用時間

3C 螢幕過度使用及手機成癮是目前小朋友不容忽視的問題，世界衛生組織（WHO）建議，小於一歲的小朋友要禁止使用手機，二到四歲的小朋友每天不要超過一個小時，家長可以使用用一些 APP 來幫孩子控制螢幕使用時間，例如安卓系統有家長監控功能，教育部有網路守護天使的 APP。

國民健康署目前推動的近視防治口號「護眼 123」當中，建議用眼三十分鐘要休息十分鐘，3C 螢幕使用要控管，二歲以下不使用，二歲以上每天不超過一小時且要中斷休息。

08 使用 3C 設備時，要如何保護你的眼睛？

//

首先當然是要把藍光調低，螢幕的亮度不要調到最高、調整成夜間模式，將執行時間改為全日。讓手機螢幕從白天開始就稍微偏黃，就有保護眼睛的作用。有些新型手機已經有警告螢幕距離的選項，也要記得勾起來。

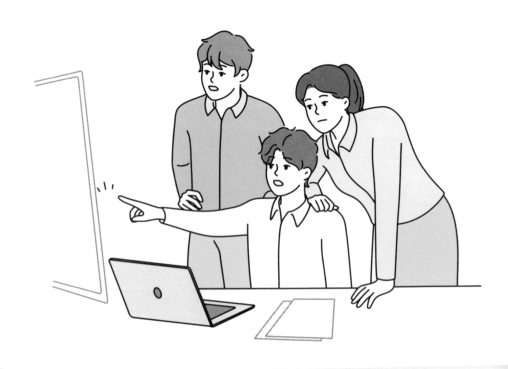

很多人低頭看手機，對脖子是很不好的，骨科醫生說，低頭族脖子受到的力量大概約 25 公斤。如果手機拿得比較水平，讓頭的位置比較正常的話，頭的重量大約是 5 公斤，所以姿勢好壞可以差到 4 倍的重量差。因此，大家要避免低頭看手機，可以的話就盡量拿高一點，能夠平視最好。每 30 分鐘要適度地休息，像是閉眼休息或到外面走走，讓眼睛外面的肌肉及內直肌可以放鬆一下。

目前也有研究顯示，當人低頭看的時候，眼睛旁邊的肌肉拉扯得最用力。高度近視者的眼球已經比較軟了，就像水球一樣，變得比較大、比較弱，形狀有明顯的改變。研究者請高度近視的人去做核磁共振，去掃描看上看下、看左看右的情況，發現往下看的時候，眼球往後拉長、膨出來的地方就越大，好像金魚的眼睛，所以盡量能夠平視是最好的，

當然，你的眼鏡也可以稍微加一些淡淡的黃色，或者是在螢幕上貼淡黃色的保護貼，對保護眼睛也很有幫助。

09 遠視少於 75 度，表示快要近視

/ /

在醫學上，遠視是用「正」（＋）號來表示，遠視 25 度就是「＋ 0.25D」。相反的，近視是用「負」（－）號來表示，比如近視 50 度就是「－ 0.5D」，近視和遠視可以互相抵銷。

根據文獻報告，兒童近視會以一年增加 100 度的速度惡化。如果你的孩子現在遠視 25 度，未來一年如果

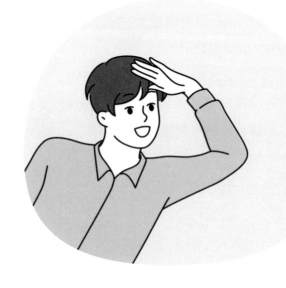

沒有足夠的戶外活動，並好好注意用眼習慣，長時間從事近距離用眼的活動，例如看書、打電腦電玩、使用 3C 產品或看電視，一年後往近視惡化 100 度（－100），扣掉原先的遠視 25 度（＋25），就變成近視 75 度了。

因此，兒童如果在散瞳驗光後，遠視只剩下 75 或 50 度的話，就是處於危險期，快要變成真近視的警訊了（很有可能明年就會成了近視族）。所以為人父母者，要把握孩子未得近視之前的這段期間，增加孩子的白天戶外活動。在學校時，下課時間要離開教室去戶外，達到每天戶外活動 2 小時，注意安親班的時間，並督導孩子注意日常生活的用眼習慣，遵守 3010 護眼法則，中斷長時間近距離用眼活動，並定期給眼科醫師檢查，否則變成近視之後就回不去了。

國小的學生遠視 100 度以下，表示遠視儲備不足，已經進入近視危險期，除了增加戶外活動的時間以外，預防性的點藥（低濃度阿托平眼藥水）是可以考慮的，根據我們最新的研究顯示，預防性的點藥可以大大減少隔一年近視的發生，可以跟醫師做討論。

10 下課教室淨空戶外活動，對眼睛很重要

在校園中，為什麼要推動戶外活動呢？我們可以從一些先前的經驗與研究中得到啟發。我曾經在家長會中問高雄市大華國小柯校長，如何讓孩子沒有近視？校長本人並沒有近視，他以自己喜歡到戶外種花種草為例，提出了一個解決方案，即課間下課的時候教室淨空，讓孩子們離開教室到戶外活動。

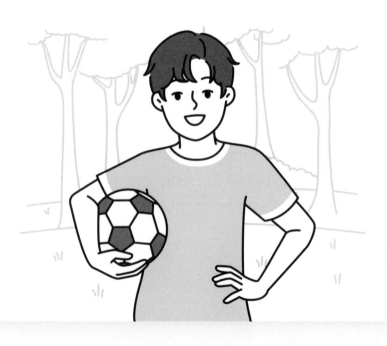

為了配合減碳政策，校長決定在下課時關燈，讓孩子們到戶外活動。我對這個政策表示支持，但我們需要知道這個政策的效果如何。我們邀請了附近的學校幫忙進行了一項研究，比較了實施前後一年學生近視的變化。結果顯示，這個政策可以使超過一半的孩子免於近視。然而，這個政策在校務會議中一開始並不順利，有老師擔心孩子在外面活動會有危險。然而，校長本人及有輪值老師在下課時於校園指導孩子們，讓人感到比較放心。

我在研究完成後到美國進修，發現洛杉磯的學校也推行了下課時教室鎖門，孩子需到戶外類似的政策，雖然當時的家長及老師並不知道這有助於預防近視，但他們非常支持這種做法。在美國，家長願意花時間帶孩子參加各種戶外活動，並把這視為一種社交機會。每個社區都有休閒娛樂中心，大人們也能夠和小朋友一起參與運動活動。這些經驗讓我們深深感受到，戶外活動對於孩子的視力保護是至關重要的。

11 安親班是新近視危險因子

///

長時間的近距離活動，如課後補習或安親班，是近
視的危險因子。

2019 年的一項全國性調查在台灣顯示，每天超過兩個
小時參加補習班的學生，其近視風險增加了 30%。這

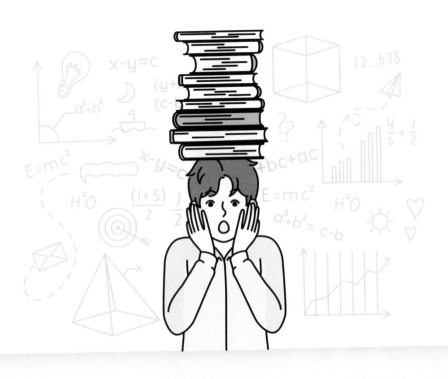

些補習班缺乏戶外活動和眼睛休息時間，學生們可能長時間埋頭寫測驗卷，進一步加劇了視力問題。

舉個例子，有一位小朋友，在小一之前沒有近視，但到了小二卻開始近視了。當被問及她在安親班做什麼時，她表示整個下午都在寫測驗卷，甚至學會了故意放慢寫作速度以減少額外作業的數量。

國外在 COVID-19 隔離期間發現，隨著疫情的嚴峻，小孩的近視比例急劇增加，被稱為「隔離期近視」。這是因為他們被迫留在室內進行網上學習，無法享受戶外活動的緣故。在中國，小學一年級學生的近視率從原本的 5% 上升到了 25%，相當於風險增加了 400%。這個問題在香港也同樣嚴重，增加了 2.5 倍。

台灣也長期存在著這樣的問題。特別是小學一年級二年級下午沒有課，學童放學後無處可去，家長也因工作而無法照顧，只好送他們到補習班和安親班。越小的孩子發生近視，度數增加越快，因而增加了未來高度近視的比例。這是政府需要重視的問題，而台灣的教育制度亦需要加以改進，安親班補習班也要有 3010 政策，並有戶外活動的課程，來幫助孩子維持視力。

12 「3010120」是預防孩童近視的最新日常視力保健原則

//

預防近視其實並不難，根據最新的實證醫學證據，對於預防近視、維持好視力，其中一個重要的保護因子就是戶外活動；反之，危險因子則是長時間近距離用眼。因此，只要把握以下這兩個簡單且免費的原則：增加戶外活動及減少長時間近距離用眼，就能做好有效預防近視。

最近高雄長庚紀念醫院兒童眼科有個揚名國際的研究成果，顯示下課休息時到戶外活動，可以減少超過50% 的兒童變成近視族的機會，同時對已近視兒童也能降低度數增加的幅度。另外，不須在大太陽下，只要在樹蔭下或走廊玄關，戶外時間足夠，就可以達到抵抗近視的效果。

所以要讓孩子擁有一雙明亮的好眼睛，家長千萬不能偷懶，除了鼓勵孩子多到戶外活動，假日還要多帶他們到戶外踏青，接觸視野廣闊的大自然。

平常在家裡時，要預防孩子近視或近視惡化，簡單的視力保健原則就是「3010120 法則」——看近物 30 分鐘後，要看遠物 10 分鐘，天天戶外活動 120 分鐘。不管是看書、看螢幕或是看電視，所有近距離用眼的活動都是近視的危險因子。但是現代生活沒有辦法避免這些活動，所以家長一定要嚴格控制好時間，不要讓小朋友用眼過度，有機會隨時讓眼睛放鬆，不要一直盯著近物。

不管是書本、3C 螢幕或電視，盡量放得越遠越好，因為注視物體越遠，眼睛所用的力氣就越小。所以看電視可以距離 10 公尺以上，電腦螢幕也可以投影到電視，讓孩子離螢幕越遠越好，書本也可以放大放遠看，且注視時間不要太久。即使視力正常，也要就醫檢查遠視儲備，只要發現小朋友近視，一定要就醫積極控制，而且要三個月到六個月定期追蹤檢查度數。如果近視度數增加異常，要積極找出原因，盡量減緩度數增加的速度。

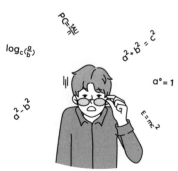

13 近視族平常打球運動要避免撞擊

//

小朋友經常會接觸的運動，像棒球及籃球等球類運動，都要避免碰撞到眼睛，因為近視的小朋友視網膜比較薄，萬一碰撞到，可能導致視網膜剝離。另外像柔道、跆拳道等容易產生肢體撞擊的運動，也要提醒小朋友注意保護好眼睛。

作者在門診就遇到過這一類的運動傷害，常有近視的小朋友因為打籃球或打棒球而造成視網膜剝離；也曾有過近視 700 度的跆拳道教練，因為常常被拳頭撞擊到眼球，而導致視網膜裂孔、視網膜剝離的併發症。

所以近視族在選擇運動種類時，要盡量避免劇烈的加速度減速度運動，以及會撞擊到眼球的運動，最好能配戴合適的護目鏡保護眼睛，並定期檢查視網膜是否有裂孔。另外，近視族比較容易提早有年輕型的白內障，戶外活動戴帽遮陽、太陽眼鏡防曬很重要。

戶外活動可以增加視網膜多巴胺分泌，抑制眼軸拉長

//

在 發現戶外活動這個重要的視力保護因子可以預防近視後，研究學者就很好奇，到底戶外活動中有什麼元素能讓近視不發生？

比較跟室內活動的差異，戶外活動時有較明亮的光線、視野景深較深且清楚、運動時交感神經較活絡等。科學家就從最簡單的光線來進行研究，發現以室外照度大約 15000 勒克司（流明／平方米，米燭光），也就是大約陰天的光線，可以讓實驗動物如雞或猴子不會被誘發近視；但如果是 500 流明／平方米的照度（相當於我們室內的照度），雞和猴子則會被誘發近視。

再進一步研究，發現這些原本不容易近視的動物眼睛內，因為接受較明亮的光線，視網膜產生了較多的多巴胺。多巴胺可以抑制眼球增長，不易變成近視。所以戶外均勻且明亮度高的光線，即使是陰天或在樹蔭下，可能就足以預防近視了。

15 室內運動預防的近視效果
不如日間戶外活動

//

由動物研究得知，只有日間的戶外活動才有足夠強且均勻的明亮日光可以預防近視。澳洲雪梨的調查結果也顯示，室內運動對於近視並沒有顯著保護的效果；反之，白天的戶外活動，不管是做運動或散步等，都能有效預防近視，而晚間的戶外活動因為沒有日光，對近視的預防也大打折扣。

室內運動或夜間的戶外活動雖然對近視沒有直接的預防效果，但至少在間接方面可以弱化「長時間近距離用眼活動」這個造成近視的危險因子。因此晚上或下雨天時，可以在「3010 護眼法則」中斷近距離用眼活動的時間段，做一些室內運動或夜間戶外活動，對近視預防也有間接的部分幫助。

只有週六日到戶外活動，不足以預防近視

//

最近我的醫生朋友告訴我，他的小孩近視了。我問他有沒有常帶孩子到戶外活動，他回答說有，而且很常帶他們出去。我心裡納悶：「照理應該不容易近視啊！」我再追問是否每天都有到孩子去戶外，他回答說平日工作忙，孩子只能送到安親班，但假日都會盡量帶他們到戶外。由此可知，只有假日才到戶外，似乎仍不足以預防孩童近視。

最近，德國的動物研究模擬陽光暴露，發現暴露光線的時間如果分散到不同時段，比一次持續暴露光線對近視預防的效果更好。所以，如果把每週 14 小時的戶外活動總時數，平均分配為每天有 2 小時的戶外活動，對於預防近視的效果應該是最好的。另外，課間下課若能常到教室外走走，效果也非常好。

平常小朋友在學校時，可以善用課間休息時間到戶外活動一下，而家長也要想辦法在太陽下山前帶孩子到戶外活動活動，並趁著假日全家一起到戶外踏青。

17 戶外運動與遠視儲備是最重要的近視預防因子

//

美國學者做了一項大規模研究，發現每週戶外活動少於 5 個小時的孩童，父母若有近視，孩子近視機會比較高；而每週戶外活動在 14 個小時以上的孩童，即使父母有近視，反而跟其他沒有近視父母的孩子一樣，都不太容易有近視問題。澳洲雪梨也提出了一個重要的研究報告，在大規模的調查中，發現戶外活動多的小孩，不論書讀得多或少，都不太容易有近視；而戶外活動少，即使不常看書，仍然容易得近視；而書看得多、戶外活動又少的孩童，得到近視的機率最高。

同樣是華人六～七歲的小孩，雪梨的近視率只有 3%，而新加坡卻高達 30%，差了近 10 倍。令人驚訝的是，雪梨的孩童看課外讀物的時間還比新加坡孩童多，究其原因，最重要的差別在於雪梨孩童每週的戶外活動時間近 14 個小時，而新加坡孩童只有 3 小時。此研究學者認為兩地孩童對戶外活動的分配差異，主要是因

為受到教育制度、安親班補習班、課業壓力及家長態度的影響，進而影響到孩童近視的罹患率。

高雄長庚紀念醫院眼科在台灣七美鄉的小學生調查也發現，戶外活動是學童眼睛最重要的保護因子；在高雄與全國的研究，顯示「下課教室淨空戶外活動」的教育政策可讓孩童近視降低一半以上的機會，對防治度數增加也有效果。此一成果獲得國際高度重視，也確立了「戶外活動」對近視的預防效果。

除了戶外活動以外，遠視儲備也是重要的預防因子。對於孩子的眼睛本身條件，檢查遠視儲備是否足，也是是重要的保護因子。孩子的眼睛具備生理性遠視，可抵抗近視的發生，被視為眼睛的健康存款，若過快消耗遠視儲備量，則恐進入近視危險期。 幼兒眼睛多為一兩百度之遠視，遠視度數就像孩子在視力存摺中的存款，可視為好視力之儲備度數，小學低年級及幼兒園遠視至少應有 100 度以上，小學中高年級遠視儲備至少 50 度以上，較能抵抗近視發生。

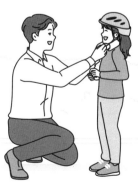

18 什麼食物可以預防或控制近視

//

中國人重視吃，也喜歡在日常飲食中做些食療。因此很多家長都想問的一個問題是：「預防小孩子近視要怎麼吃？吃什麼？」可惜的是，目前的研究與實驗，還沒有發現哪種食物或藥物可以預防兒童近視，或控制近視度數惡化。市面常見的一些視力保健營養品，只能夠保護眼睛，還談不上能夠治療或預防近視。

要保養眼睛或保護眼睛，目前比較熱門的就是葉黃素及花青素，這兩種營養素都有保護視網膜的作用。葉黃素主要存在於綠色蔬菜裡面，例如綠色花椰菜及菠菜都含有大量的葉黃素；而花青素的主要來源是紅色蔬果。至於中藥枸杞、決明子也有護眼功用。如果 3C 產品不得已需要使用，可以多補充綠色青菜。

為什麼要吃葉黃素

//

黃斑部為什麼叫做「黃斑」部？在眼底鏡下看到的是黃色，因為它裡面有很多的葉黃素跟玉米黃素，這兩種色素人體沒有辦法製造出來，必須從食物中攝取，所以大家會聽到有人要去吃葉黃素，就是這個由來。

後來有人研究，葉黃素的補充對中度以上老年性黃斑部病變的族群，可以降低 25% 惡化的風險。但是除非是黃斑部病變的病人，我們才會建議他去吃補充品，一般人從食物攝取就可以了。

綠色的青菜富含葉黃素，譬如說菠菜、花椰菜、地瓜葉這些在台灣比較便宜的蔬菜，只要多吃一點，對眼睛保健有幫助，除此之外蛋黃也含有葉黃素。水果中以偏綠色、黃色的水果含量比較多，奇異果是排名第一。大家可以多多從食物來攝取葉黃素，同時還能多攝取一些纖維，一舉兩得。

20 吃葉黃素無法阻止近視加深

//

葉黃素無法預防近視加深，而且大人吃的劑量與兒童也不一樣。

葉黃素是從深綠色食物萃取出來的營養素，研究證明有保護視網膜、預防老年性黃斑病變的效果，但是無法預防近視加深。

不過，如果近視的小朋友正在點散瞳劑治療，由於有更多光線進入眼睛，理論上可能會增加視網膜的代謝，此時可以適量補充葉黃素，但不要過量，因為葉黃素是由肝臟代謝，吃多了會讓肝臟負荷過重。

建議家長多讓小朋友從食物中吸收天然的葉黃素，比如可以多吃菠菜、綠色花椰菜一類的深綠色蔬菜，既幫助排便又能保護視網膜，一舉兩得。

魚肝油無法防治近視

魚肝油富含維生素 A 及維生素 D，而缺乏維他命 A 會產生視神經病變，引起夜盲症、結膜角膜乾燥、角膜軟化等。

早年台灣物資缺乏，很多人因為營養不良而普遍缺乏維生素 A，因此當時醫生都會建議有視神經病變的患者多攝取維生素 A。但近年來台灣生活水準大幅提升，只要三餐正常，都會攝取到足夠的維生素 A，根本不需再額外補充魚肝油。

此外，魚肝油所含的維生素 A 和維生素 D 都是脂溶性，攝取過多會在體內堆積，會造成肝臟負擔或引起中毒症狀，反而得不償失。還有要釐清的一點是，雖然維生素 A 對視神經可能有保護作用，但對近視、散光等屈光不正引起的視力問題是沒有效果的，也就是說，吃魚肝油無法防治近視。

22 怎樣的燈光或照明可預防近視？

//

要預防近視，建議以適當的光線（不過亮也不太暗）為原則，不讓小朋友感到吃力或不舒服就行了。建議室內光線約 500 米燭光，減少藍光暴露，紅光可能對近視控制有幫助。色溫 4000K 以下的暖色系光線，藍光較少，可以在採買燈泡時注意其標示。

近視比率持續增加，有人提倡要有足夠的照明來預防近視，家長對燈光也相當重視，認為小孩會近視可能是光線不夠所致；教育部也對學校照明有所規範，要求燈光一定要大於 500 燭光。

但多年實施下來，學童的近視比率並沒有減少，教育單位開始在檢討燈光因素對近視可能沒有那麼大的影響力，後來推動「天天戶外 120」以後，學童的近視比率才持續下降，所以學童近視的主要的原因是戶外活動時間過少）。

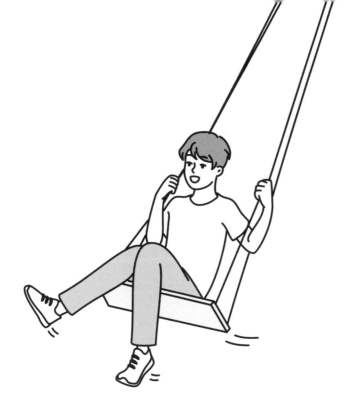

我們的阿公阿嬤雖然室內燈光不好，但近視也很少見。
所以會近視的根本原因是小朋友待在室內的時間過多、
近距離用眼過度，多讓小朋友到戶外活動才是防治近
視的王道。

23 檯燈的燈泡，用暖黃光比較好

///

通常，檯燈亮度要比房間燈光稍亮一點，使用色調柔和的黃光可能較好，比較不會刺激視網膜。比起白光，黃光中比較不含藍光，對視網膜傷害較小。慣用右手寫字的人，光線可以從左後方或左前方投射，寫字時會被手掌陰影擋住光線，反之亦然。另外盡量挑有電流穩定器的檯燈，比較不會有燈光閃爍的現象。

另外，西方白人幾乎不太用日光燈，這可能和他們怕暴露在較多紫外線下可能會導致黑色素癌有關，所以室內幾乎都以偏暖黃色的鹵素燈為主。未來因為省電趨勢，LED 燈泡可能會變成室內照明的主流，而其所產生的藍光，對眼睛造成傷害的可能性絕對不可掉以輕心。歐洲研究指出，幼兒或老人白內障術後，因水晶體透澈，環境光源不建議使用藍光過高的 LED 燈。

國民健康署建議，選擇燈具其色溫最好在 4000K 以下的暖色系，以減少潛在藍光傷害的風險，建議近距離用眼的活動（如看書、寫功課），時間不要太長。

電視、電腦改用 LED 螢幕，對孩子的視力有何影響

//

因為發光二極體 LED 的發展，現今的液晶螢幕又改進到 LED 螢幕，不論是手機、平板或電腦螢幕都使用 LED，其所發出的藍光都相當高，兒童因為水晶體較為清澈，藍光對視網膜的傷害可能性也大增。選用低藍光模式，或是設定螢幕為夜間模式，都可以減少部分藍光。

預防小朋友近視，主要還是要控制他看螢幕的距離及時間，不管是手機、平板、電視或電腦，只要長時間使用，都會讓眼肌用力過度。多到戶外活動，才是預防近視的最佳方法。

25 太陽眼鏡的鏡片選茶褐色較好

//

陽光對眼睛的傷害有兩方面：一是紫外線，一是藍光。

紫外線是不可見光，會對皮膚和眼睛造成傷害。射入眼睛的紫外線大都會被水晶體吸收，日積月累水晶體就會混濁而誘發白內障。不論鏡片顏色，要阻絕紫外線就必須塗上一層特殊的透明塗料。

藍光是陽光中的可見光，會對視網膜造成傷害，而黃褐色系的鏡片會濾除部分藍光。因此，挑選太陽眼鏡除了要有抗紫外線功能外，也要挑偏黃褐色系的鏡片，對眼睛更有保護作用。相反的，千萬不要選藍色鏡片，這樣對眼睛的傷害更大。

要注意的是，雖然太陽眼鏡可以阻擋較多的可見光線，但是否有阻絕紫外線的能力，肉眼是看不出來的，需要靠儀器來檢測有沒有抗紫外線的功能，要注意選擇有抗 UV400 標示檢驗合格的太陽眼鏡。

市售的有色鏡片能隔絕紫外線嗎？

///

鏡片只要鍍上一層抗紫外線膜，不管是透明鏡片或有色鏡片都能阻隔紫外線。紫外線是穿透性強的不可見光，一般的有色鏡片可以阻擋可見光，但未必能阻擋得了看不見的紫外線。

相反的，如果你買到沒有抗紫外線功能的有色鏡片，反而因為瞳孔在光線較暗下放大，而讓更多紫外線進入眼球，對眼睛造成更大傷害，甚至導致白內障及視網膜黃斑部病變。所以不要誤以為只要是有色鏡片就能隔絕紫外線，選購時要特別留意有無抗 UV 功能。

27 點散瞳劑的孩童
適合戴變色鏡片

/ /

變色鏡片是在鏡片裡加了一些遇到紫外線會變色的分子，當鏡片遇到陽光中的紫外線，就會自動變深暗（但不是全黑），雖然變色鏡片的遮光效果沒有太陽眼鏡好，但對點散瞳劑治療近視的學童來說卻方便許多，一般成人也可以使用來保護眼睛。

變色鏡片會隨著光線強度改變顏色深淺，在室內是透明的，到戶外才會變深色，相當方便。小朋友的變色鏡片可以選擇不易破裂、安全性較高的樹脂安全鏡片，最好是不碎裂的太空鏡片。

變色鏡片對延緩近視有幫助嗎？

///

變色鏡片本身不能延緩近視，但是近視的小朋友點散瞳劑控制度數時，白天光線強烈時會有畏光現象，此時變色鏡片就可派上用場。

高雄長庚紀念醫院眼科曾經收集 24 位平均 10.7 歲、度數介於 50 ～ 675 度的兒童，讓他們使用變色鏡片兩週後進行測試。結果發現，沒戴前有七成五會畏光，戴了後僅有百分之四的兒童會畏光，而且其中有六成三表示視覺顯著改善，三成七認為有點改善。小朋友減少畏光症狀願意配合點藥，近視控制才會有效。

變色鏡片推出已久，已經平價許多，小朋友可選用偏黃褐色系的樹脂變色鏡片，避免戴有害眼睛的藍色鏡片。另外，在選擇變色鏡片時，也要有抗紫外線 UV400 標章才能有效抵擋紫外線。

29 看 3C 螢幕距離
越遠越好

///

門診曾有一個小五女生喜歡看偶像劇,從週五晚上到週日一連三天都在看電視,後來因為視力模糊被轉診過來,初步檢查結果是近視 500 度及弱視。幸好,經過散瞳驗光後發現,她沒有真的近視也沒有弱視,原來是看電視時間太久所造成的假性近視。所以家長讓小朋友看電視時,請把握「距離越遠越好,時間越短越好」的原則。

想想山上的獵人由於經常在戶外眺望一、兩百公尺外的獵物,所以視力都很好,同理可知,室內看電視的距離當然也是越遠越好。問題是,現在的房子一般空間都有限,看電視的距離不可能很遠,但至少要離 6 公尺以上,眼睛施力就會比較少(所以眼科檢查視力時,都會讓你站在離視力表 6 公尺之處);如果又能在廣告時間起來走一走,讓眼睛休息一下,並遵守看 30 分鐘休息 10 分鐘、一天不超過 1 小時的原則,加上白天戶外活動有 2 小時的保護作用,小朋友就比較不容易近視。

孩子讀書寫字姿勢不正確，也很容易近視

//

近距離工作，為什麼是近視的高危險因子呢？原因在於，我們看近物時，眼球有三種反應：一是瞳孔縮小；二是雙眼的內直肌收縮導致內聚（有一點像鬥雞眼）；三是睫狀肌會用力，用的力氣越多，時間一長會造成眼軸拉長，而眼軸拉長就是近視的成因。

眼睛近距離工作時（如趴著或躺著看書），越靠近物體，睫狀肌使用的力量就越大。舉例來說，看書時如果姿勢正確，保持適當距離（大概離書本 33 公分左右），睫狀肌所出的力氣大概是 300 度左右；趴著看書時，眼睛與書本的距離只有短短的 10 公分，睫狀肌調節的力氣會變成三倍多，用到了 1000 度以上。

因此，家長要特別留意小朋友看書寫字的姿勢跟距離，除了姿勢正確外，還要記得控制時間，可以使用定時器，讓小朋友把握「近距離用眼 30 分鐘後休息 10 分鐘看遠」的護眼原則。

31 為什麼不要讓孩子躺著看書？

//

小朋友不要躺著看書的原因有二：第一，躺著看書手容易痠，書本會越拿離眼睛越近，讓睫狀肌用上更多力氣，眼睛會很吃力。第二，躺著看書時，光線容易被擋住，為了要看清楚，眼睛也會更用力，睫狀肌在持續緊繃的情況下，容易導致假性近視，甚至斜視。

因此，為了讓眼睛肌肉保持在輕鬆的狀態，建議看書時最好能夠坐著，並且要有良好的照明。

學琴的孩子將琴譜放大，無法預防近視

//

不論是教科書或琴譜，常常會有人認為字體太小、眼睛太用力，可能較容易近視。但實際上，除非字體真的小到看起來很吃力，否則字體放大與否對近視的影響並沒有很大的差別，主要差異還是在於琴譜與眼睛的距離。

但是，如果字體放大了後能放到較遠處，就可以降低近視風險。因為睫狀肌用力的程度是和物體的距離有關，物體拿得越遠，眼睛就越不吃力。以檢查視力為例，當我們站在離視力表 6 公尺處比 C 字時，睫狀肌只有用到 10 幾度的力氣而已；而如果是距離 33 公分的話，則是用到 300 度的力氣。此外，就是練琴時間不要過久，以不要連續彈一個小時為原則，最好彈半個小時就休息一下。

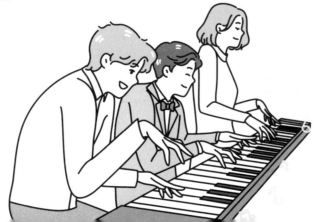

兒童近視如何治療

兒童近視的 治療方式	生活習慣	藥物
	天天120	0.01% ~ 0.05% 阿托平
	3010120 天天戶外 120 分鐘 用眼中斷 30 分鐘用眼， 休息 10 分鐘	低濃度阿托平 （atropine） 眼藥水
近視度數 控制效果	~30%	~70%
附註	可與所有治療搭配	

光學

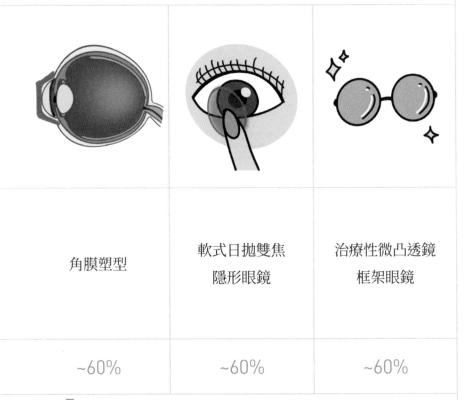

角膜塑型	軟式日拋雙焦 隱形眼鏡	治療性微凸透鏡 框架眼鏡
~60%	~60%	~60%

✚ 藥物與光學治療可合併治療有加成效果，
請與醫師討論並追蹤治療效果。

遠視儲備足，
孩子可以不近視！

//

本書初版到現在已經剛好十年，這十年間推動近視防治的主軸以認清近視是疾病、戶外活動防近視、就醫來控度防盲，已經達到顯著的效果，學童的視力不良率已經呈現前所未有的反轉，根據國健署的全國近視調查，也顯示這幾年的近視比率及高度近視比率已經有下降趨勢，減少了許多人失明的風險。

但是，這三年來的新冠肺炎疫情，世界各國的近視比率明顯在上升，各國的學者都在擔心未來孩子的近視狀況。因此，世界衛生組織 WHO 與國際防盲組織也很重視近視及高度近視的衝擊影響，我也榮幸受邀三次演講提供台灣防治策略。但是近來因為臺灣重視數位教育，有「生生用平板」、「班班有冷氣」的政策，讓我們很擔心未來孩子的近視罹病率將會又上揚。

因此，超前部署的遠視儲備防近視觀念已經開始推廣，戶外活動加上預防性點藥、就醫散瞳的度數監控都是

必要的，再加上新的近視控制治療的方法有新技術，希望在這個 3C 普及的時代下，仍能照顧好孩子的眼睛。

於是我重新改寫部分內容將此書完成再版，讓關心孩子視力的家長能夠理解讓孩子不近視的方法，以及如何防治孩子高度近視。感謝多年來在推動近視防治的師長與朋友，相信在大家的努力下，孩子有明亮的雙眼是可期待的，讓好視力陪伴孩子健康的成長，讓他們擁有美好光明的人生。

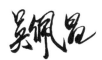

3C 世代的孩子，也可以不近視！

國際眼科專家教你如何為孩子儲備視力、改善用眼 NG 行為、打造護眼好環境

初版書名：兒童近視控制專家告訴你：孩子可以不近視！

作　　者	吳佩昌
責任編輯	李季鴻
協力編輯	張麗芳、楊雅文
校　　對	吳佩昌、李季鴻、張麗芳、楊雅文
版面構成	劉曜徵
封面設計	児日設計
行銷總監	張瑞芳
行銷主任	段人涵
版權主任	李季鴻
總 編 輯	謝宜英
出 版 者	貓頭鷹出版 OWL PUBLISHING HOUSE
事業群總經理	謝至平
發 行 人	何飛鵬
發　　行	英屬蓋曼群島商家庭傳媒股份有限公司城邦分公司
	115 台北市南港區昆陽街 16 號 8 樓

劃撥帳號：19863813；戶名：書虫股份有限公司

城邦讀書花園：www.cite.com.tw 購書服務信箱：service@readingclub.com.tw

購書服務專線：02-25007718 ～ 9（週一至週五上午 09:30-12:00；下午 13:30-17:00）

24 小時傳真專線：02-25001990；25001991

香港發行所	城邦（香港）出版集團／電話：852-2877-8606／傳真：852-2578-9337
馬新發行所	城邦（馬新）出版集團／電話：603-9056-3833／傳真：603-9057-6622
印 製 廠	中原造像股份有限公司
初　　版	2024 年 5 月
定　　價	新台幣 450 元／港幣 150 元（紙本書）
	新台幣 315 元（電子書）
Ｉ Ｓ Ｂ Ｎ	978-986-262-687-0（紙本平裝）／978-986-262-690-0（電子書 EPUB）

有著作權・侵害必究（缺頁或破損請寄回更換）

讀者意見信箱　owl@cph.com.tw

投稿信箱 owl.book@gmail.com

貓頭鷹臉書 facebook.com/owlpublishing/

【大量採購，請洽專線】(02)2500-1919

本書採用品質穩定的紙張與無毒環保油墨印刷，以利讀者閱讀與典藏。

國家圖書館出版品預行編目 (CIP) 資料

3C 世代的孩子，也可以不近視！：國際眼
科專家教你如何為孩子儲備視力、改善
用眼 NG 行為、打造護眼好環境／吳佩
昌著 . -- 初版 . -- 臺北市：貓頭鷹出版：
英屬蓋曼群島商家庭傳媒股份有限公司
城邦分公司發行, 2024.05
　面；　公分
ISBN 978-986-262-687-0(平裝)
1.CST: 眼科 2.CST: 近視 3.CST: 視力保
健

416.77　　　　　　　　　113003011

E 字視力表

使用說明：

1. 本張尺寸適合距離 2 公尺使用。如果在距離 6 公尺使用，由上而下的第四行大約是 1.0 的視力。

2. 本表最大符號為 20/200= 視力 0.1，最小為 20/20= 視力 1.0，以此類推。

幼童視力
符號表

使用說明：

1. 本張尺寸適合距離 2 公尺使用。如果在距離 6 公尺使用，由上而下的第四行大約是 1.0 的視力。
2. 本表最大符號為 20/200= 視力 0.1，最小為 20/20= 視力 1.0，以此類推。

20/200		**1**
20/100		**2**
20/80		**3**
20/60		**4**
20/50		**5**
20/40		**6**
20/30		**7**
20/25		**8**
20/20		**9**